Stretching für Anfänger

Titel der Originalausgabe:
„Stretching for Beginners"

www.librero-ibp.com

Aus dem Englischen von Jette Klimmeck
Lektorat & Satz: G&R Vilnius, Litauen
ISBN: 978-94-6359-531-5

Printed by GPS Group

Stretching für Anfänger

Mit innovativen Dehnübungen zu mehr Beweglichkeit und weniger Schmerzen

Natasha Diamond-Walker und Philip Striano

Librero

Ich widme dieses Buch meinem wunderbaren Mentor, Don Martin, der mich immer bestärkt hat, mich öfter und besser zu dehnen.

Natasha Diamond-Walker

Für Audra Avizienis, meine gütige und beharrliche Herausgeberin, die dieses Buch möglich gemacht hat.

Philip Striano, DC

INHALT

EINFÜHRUNG

„Bewegung ist Leben." Das hörte ich zum ersten Mal von einem Chiropraktiker der alten Schule in meinem ersten Semester an der Uni. Über die Jahre haben diese Worte für mich als Chiropraktiker und Amateursportler immer größere Bedeutung erlangt. Die Behandlung von Patienten, die täglich unter Schmerzen leiden, macht mir immer wieder die Bedeutung von Bewegung bewusst. In meiner 25-jährigen Berufserfahrung wurde mir klar, dass regelmäßiges Dehnen Voraussetzung eines aktiven und schmerzfreien Lebens ist.

Seit geraumer Zeit berichten mir meine Patienten von ihren Erfahrungen mit chronischen Schmerzen im Alltag morgens beim Aufstehen oder beim Ein- und Aussteigen aus dem Auto, von Beschwerden in den Schultern oder vom steifen Nacken durch Schreibtischarbeit. Viele dieser chronischen Erkrankungen sind auf unsere moderne Lebensweise zurückzuführen. Ich bin zu der Überzeugung gelangt, dass Dehnübungen die sicherste, effektivste und einfachste Form der Bewegung sind, um unsere Gesundheit zu verbessern. Und mit einer besseren Gesundheit und Fitness geht auch unser psychisches Wohlbefinden einher.

Stretching für Anfänger ist ideal für Menschen verschiedener Fitnesslevel. Die detaillierten Beschreibungen und Abbildungen jeder einzelnen Übung zeigen dir, wie du deine Zielmuskulatur sicher und effektiv dehnen kannst. Egal, ob du gerade erst anfängst, eine neue Sportart beginnst oder dich von einer Verletzung erholst, dieses Buch wird dir in seiner leichten Verständlichkeit helfen, Schmerzen zu verringern und beweglicher zu werden.

Ziel dieses Buches ist es, deine Fitness und damit deine Lebensqualität mit effektivem Stretching zu verbessern. Im 1. Teil erfährst du alles über die Vorteile des Dehnens, über die Wissenschaft dahinter und die Vermeidung von Verletzungen. Entdecke die richtige Atemtechnik und lerne, wie du das Dehnen in deinen Tagesablauf einbaust. Wenn du sofort einsteigen willst, blättere zum 3. Kapitel des 1. Teils (Seite 17).

Es gibt die unterschiedlichsten Formen von Dehnübungen, die ich in diesem Buch etwas vereinfacht präsentieren möchte. Ich habe sie also auf vier Grundtypen reduziert: dynamisch und statisch (also mit oder ohne Bewegung) beziehungsweise passiv und aktiv (also mit oder ohne äußere Krafteinwirkung). Bei Dehnungen denken die meisten Menschen an statische Übungen, die vermutlich am häufigsten praktiziert werden.

Im 2. Teil des Buches findest du 68 Dehnungsübungen mit jeweils einer Variante für Fortgeschrittene, gegliedert nach Körperteilen. Der Muskel, auf den die Übung abzielt, ist immer gekennzeichnet. Jedes Kapitel bezieht sich auf eine einzelne Körperregion, vom Nacken bis zu den Füßen. In einer kurzen Zusammenfassung werden die Vorteile der Übung erklärt, etwa welche Schmerzen du damit behandeln kannst. Dann folgt eine Schritt-für-Schritt-Anleitung, ergänzt durch eine Illustration, die dir verdeutlicht, wie du die Übung am besten machst. Sobald du die Übungen verinnerlicht hast, kannst du die Routinen im 3. Teil für konkrete Beschwerden und bestimmte Sportarten nutzen.

Bevor du anfängst: Wie bei jeder Form der Bewegung solltest du vorher mit einem Arzt sprechen und eine Selbsteinschätzung vornehmen. Sei ehrlich zu dir und gestalte deine Ziele realistisch. Wer in einem vernünftigen Tempo arbeitet, wird Ergebnisse sehen. Als Faustregel gilt: Dehne dich langsam, dehne dich regelmäßig und dehne dich ausführlich. Und nun mach dich bereit für einen fitteren Alltag!

Philip Striano

1. TEIL

Das Know-How

1.
KAPITEL

WARUM DEHNEN?

Steh auf und dehne dich! Du kannst wirklich fast jederzeit und überall Dehnübungen durchführen. Du sitzt schon wieder zu lange am Schreibtisch? Steh auf und dehne dich! Du fühlst dich träge und steif? Steh auf und dehne dich!
Stretching ist eine der einfachsten Trainingsformen. Regelmäßiges Dehnen kräftigt Muskeln und das Herz-Kreislauf-System. Es beruhigt außerdem den Geist und verbessert die Lebensqualität. Egal ob Stubenhocker oder Fitnessfreak, regelmäßiges Stretching macht deine Bewegungen geschmeidig und flüssig.
Wenn du dir einen beweglicheren Körper wünschst und noch keine oder nur wenig Erfahrungen mit Dehnübungen hast, hilft dir *Stretching für Anfänger* dabei, dein Ziel Schritt für Schritt, Übung für Übung zu erreichen: Verabschiede dich von steifen Muskeln und knarzenden Gelenken und sag Hallo zu einem flexibleren Körper und einem ausgeglicheneren Leben.

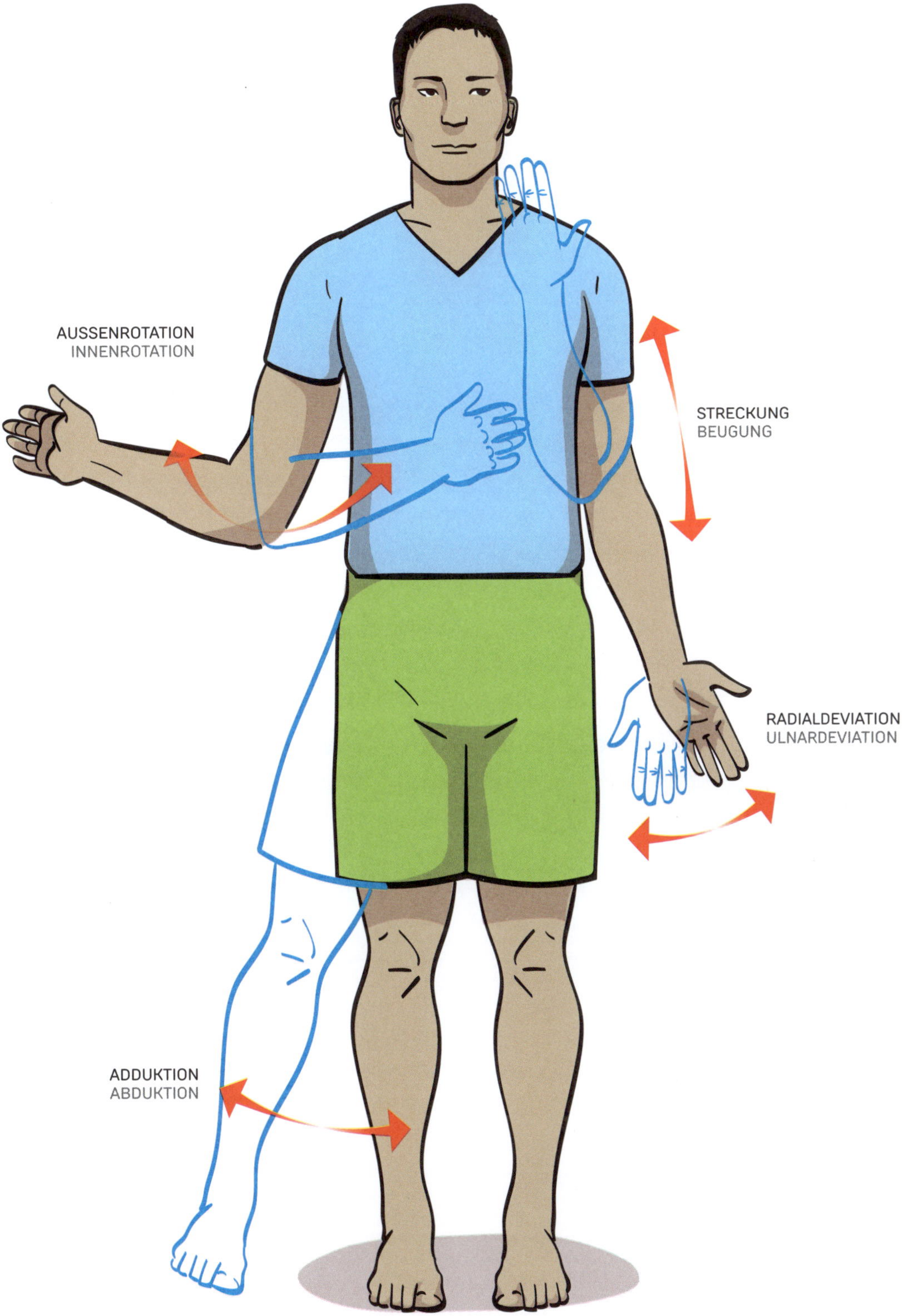
AUSSENROTATION
INNENROTATION
STRECKUNG
BEUGUNG
RADIALDEVIATION
ULNARDEVIATION
ADDUKTION
ABDUKTION

DIE MUSKELN

Beim Menschen werden drei Muskelarten unterschieden: Herz-, glatte und Skelettmuskulatur. Die Herzmuskulatur bildet den größten Teil der Wand des Herzens, während die glatte Muskulatur alle anderen Hohlorgane umschließt; beide Muskelarten werden unwillkürlich gesteuert und kommen in diesem Buch nicht vor. Dagegen wird die Skelettmuskulatur, die den überwiegenden Teil der Muskeln ausmacht, willkürlich gesteuert. Ihren Namen verdankt sie der Tatsache, dass sie zum Zusammenhalt der Skelettknochen beiträgt. Bei Dehnübungen beanspruchst du vor allem diesen Muskeltyp.

Was genau passiert mit deinen Muskeln, wenn du dich dehnst? Stell dir den Muskel als Teleskopstange oder zusammenschiebbaren Regenschirm vor: Zum Verlängern der Stange ziehst du mehrere ineinandergreifende Segmente auseinander, zum Verkürzen schiebst du sie wieder ineinander. Muskeln funktionieren ähnlich und bestehen aus Muskelfaserbündeln. Deren Fasern bestehen ihrerseits aus zylindrischen Bündeln von Myo- oder Mikrofilamenten (Myosin und Aktin), die in Sarkomeren angeordnet sind. Wenn Kalziumionen die Myosin- und Aktinfilamente dazu anregen, aneinander vorbeizugleiten, kontrahiert der Muskel und die Sarkomere werden dabei ähnlich wie bei einer Teleskopstange verkürzt. Wenn sich ein Muskel entspannt und dehnt, gleiten die Filamente wieder auseinander, sodass die Sarkomere wieder verlängert werden.

Muskeln bewegen sich allerdings nicht isoliert. Mit dem Muskel bewegst du auch einen Knochen und das dazugehörige Gelenk. Muskeln hängen an Sehnen, die das zähe Bindegewebe zwischen Muskeln und Knochen bilden. Die Bänder, die einen Knochen mit einem anderen verbinden, wickeln sich um das Gelenk und bilden eine Art Kapsel darum herum. In dieser Gelenkkapsel befindet sich eine Flüssigkeit, die die Knochen schmiert. Bei Dehnung zieht der Muskel am Knochen und bewegt das entsprechende Gelenk. Durch Stretching verbesserst du die Beweglichkeit der Gelenke und die Durchblutung der Gelenkkapseln, sodass mehr Sauerstoff und Nährstoffe in diesen Bereich gebracht und die Muskeln und Gelenke gesünder werden.

Muskelbewegungen erfolgen relativ zu ihrem Platz im Körper. Ein Muskel ist an mindestens zwei Punkten befestigt: dem Ursprung und dem Ansatz. Der Ursprung dient dem bewegten Ansatz während der Muskelkontraktion als Anker. Der Muskel zieht sich somit vom Ansatz in Richtung des Ursprungs zusammen, der meist näher am Körper liegt.

Die Richtung der Muskelbewegung wird oft in gegensätzlichen Paaren wie Beugung und Streckung beschrieben. Die Beugung verringert den Winkel zwischen zwei Knochen, während die Streckung ihn vergrößert. Wenn du beispielsweise deinen Ellenbogen beim Bizepscurl beugst, beugst du auch dazugehörige Muskeln (Flexion). Senkst du den Unterarm dann wieder, streckst du den Ellenbogen und damit das dazugehörige Gelenk (Extension).

Ein weiteres Paar bilden Abduktion und Adduktion: Bei der Abduktion, zum Beispiel beim seitlichen Anheben eines Beins, wird eine Gliedmaße von der vertikalen Mitte des Körpers wegbewegt. Als Adduktion bezeichnet man die Gegenbewegung eines Körperteils in Richtung der vertikalen Körpermitte. Rotation erfolgt an der Längsachse eines Knochens, intern als Innenrotation in Richtung der vertikalen Mitte, extern von der vertikalen Mitte weg als Außenrotation. Das letzte Paar bilden Pronation und Supination, die die Drehung eines Körperteils nach außen oder innen beschreiben, zum Beispiel die Bewegung eines Fußes.

Stretching für Anfänger bietet Dehnübungen für alle großen Muskelgruppen, vom Hals über Schultern, Rumpf und Arme bis zu den Beinen, und berücksichtigt alle Grundbewegungen.

DIE STUDIEN

Unsere Körper sind für Bewegung wie geschaffen. Physiotherapeuten, die die Auswirkungen von Dehnübungen und anderen Bewegungen untersucht haben, sind dabei stets zum selben Schluss gekommen: Regelmäßiges Dehnen erhöht die Lebensqualität, indem es die Flexibilität verbessert, die Herz-Kreislauf-Leistung steigert und die Genesungszeit bei Verletzungen verringert. Hier einige der neuesten wissenschaftlichen Erkenntnisse zum Stretching:

Verbesserte Mobilität der Kniebeuger

Eine Studie im *Journal of Physical Therapy Science* aus dem Jahr 2016 belegt, dass Probanden durch myofasziales Dehnen im Umfang von 15 Minuten täglich an sieben aufeinanderfolgenden Tagen die Flexibilität der hinteren Oberschenkelmuskeln und die Körperwahrnehmung verbessern konnten.[1]

Ein gesünderes Herz

Eine Studie im *Journal of Strength and Conditioning Research* von 2019 zeigt, dass Stretching eine wirksame Therapie zur Verbesserung der kardiovaskulären Gesundheit darstellt. Erste Forschungsergebnisse deuten darauf hin, dass es außerdem entspannend wirkt, den Baroreflex aufrechterhält und Stickstoffmonoxid für den Körper verfügbar macht.[2]

Mehr Balance für die alternde Bevölkerung

Eine zehnwöchige, 2016 im *International Journal of Health Sciences* veröffentlichte Studie deutet darauf hin, dass die Dehnung der unteren Gliedmaßen bei älteren Menschen den Gleichgewichtssinn verbessern kann und somit zur Vermeidung von Unfällen und Verletzungen beiträgt.[3]

Gesteigerte Muskelleistung

Eine 2016 im *MOJ Yoga and Physical Therapy* erschienene Studie zeigt auf, dass junge Athleten durch dynamische Dehnübungen wie Butt Kicks ihre Muskelleistung, vor allem jene ihrer Beinmuskulatur, steigern konnten.[4]

Schnellere Heilung von Verletzungen der Kniebeuger

Verletzungen der Kniebeuger (der rückwärtigen Oberschenkelmuskulatur) treten bei Sporttreibenden und anderweitig körperlich Aktiven recht häufig auf. Die im *Journal of Sport Medicine and Physical Fitness* veröffentlichten Ergebnisse einer 2017 durchgeführten achtwöchigen Studie mit Tänzerinnen und Tänzern, bei der neben anderen Bewegungstherapien auch statische und aktive Dehnungstherapien zur Anwendung kamen, lassen den Schluss zu, dass die Dehnungstherapie zur Schmerzlinderung beiträgt sowie Beweglichkeit und Muskelfunktion verbessert.[5]

Bessere Beweglichkeit bei Golfspielern

Eine 2018 im *Journal of Exercise Physiology Online* erschienene Studie zeigt auf, dass Stretching die Beweglichkeit von Golfern im Bereich der Schultern, der Lendenwirbelsäule und der Knöchel erhöht.[6]

DIE VORTEILE

Regelmäßiges Dehnen verbessert die Lebensqualität junger und älterer, mehr oder weniger aktiver Menschen. Dass Stretching Flexibilität und Bewegungsumfang verbessert, ist allgemein bekannt, doch es hat noch weitere Vorteile zu bieten. Es fördert die Durchblutung, lindert Muskelkater und Schmerzen im unteren Rücken, beugt Verletzungen vor, beschleunigt die Rehabilitation, baut Stress ab und verbessert den Schlaf ebenso wie Haltung und Koordination, steigert die sportliche und sexuelle Leistungsfähigkeit und wirkt der Abnahme der Fitness mit fortschreitendem Alter entgegen. Wie du siehst, wirkt sich Stretching in vieler Weise positiv aus und ist eine ausgezeichnete Ergänzung zu Kraft- und Kardiotraining.

Verbesserte Flexibilität und größerer Bewegungsumfang

Stretching verbessert die Flexibilität, sodass du den gesamten Bewegungsumfang eines Gelenks ausnutzen kannst. Schon bei alltäglichen Bewegungen verursachen verspannte Muskeln und steife Gelenke Beschwerden, verspannte Hüftbeuger beispielsweise beim Treppensteigen. Wenn du die verspannte Muskulatur dehnst, kannst du dich besser bewegen.

Weniger Schmerzen und Verletzungen

Indem du Muskeln und Gelenke beweglich hältst, verringerst du das Verletzungsrisiko. Hältst du deinen Körper dagegen nicht geschmeidig, können winzige Mikrorisse in deinen Muskeln am Ende größere Schäden sowie Schmerzen und Verletzungen verursachen. Verwachsungen der Muskelfasern machen den betreffenden Muskel steif und erhöhen damit das Verletzungsrisiko. Das gilt insbesondere für Sportler wie Fußballer oder Tennisspieler.

Schnellere Heilung

Nach einer Verletzung oder Operation kann der betroffene Bereich für einige Zeit nicht mehr bewegt werden. Im Muskel wird Kollagen aufgebaut, sodass er sich verhärtet. Stretching macht den betroffenen Bereich wieder geschmeidig und mildert die Bildung von Narbengewebe ab, sodass der Muskel wieder funktioniert wie zuvor.

Verbesserter Blutkreislauf

Wenn sich Muskeln zusammenziehen und entspannen, arbeiten sie wie eine Gefäßpumpe, vergleichbar mit einem Schwamm: Drückst du den nassen Schwamm zusammen, gibt er Flüssigkeit ab, lässt du ihn los, kann er Flüssigkeit aufnehmen. Mit der Muskeldehnung verhält es sich ähnlich: Das Blut kann durch den ganzen Muskel fließen und das Gelenk schmieren. Die Blutzirkulation versorgt das Muskelgewebe mit Sauerstoff und Nährstoffen, die für dessen Leistungsfähigkeit von grundlegender Bedeutung sind, und transportiert beim Gebrauch des Muskels entstandene Stoffwechselabfälle von dort weg.

Wirkt den Folgen von Bewegungsarmut entgegen

Unser heutiger Lebensstil ist mit langem Sitzen am Schreibtisch und häufigem Stehen an Ort verbunden. Der Mangel an Bewegung beeinträchtigt die ordnungsgemäße Funktion von Muskeln und Gelenken. So lassen sich Nacken-, Schulter- und Rückenbeschwerden auf diese Lebensweise zurückführen. Und unsere Freizeitaktivitäten wie Fernsehen oder Videospiele tragen zusätzlich zu einer chronischen Müdigkeit der Muskeln bei. Eine gezielte Stretching-Routine hilft, diese Folgen zu lindern.

Vor oder nach dem Sport?

Die Vorteile des Stretchings liegen auf der Hand, aber spielt es auch eine Rolle, wann du dich dehnst? Diese Frage wird viel diskutiert.

Vor einem anstrengenden Training solltest du deine Muskeln mit dynamischen Übungen aufwärmen, die den Bewegungen deines Work-outs ähnlich sind. Dabei strömt Blut in deine Muskeln und bereitet sie auf die bevorstehende Anstrengung vor. Das Überspringen der Aufwärmübungen steigert die Wahrscheinlichkeit eines Muskelrisses stark. Stell dir zur Veranschaulichung einen Automotor vor, der auch erst warmlaufen muss, bevor er richtig funktioniert. Ein erhöhter Blutfluss ermöglicht wirksamere und sicherere Bewegungen.

Nach einem intensiven Training, wenn die Muskeln warm und geschmeidig sind, sind statische Dehnübungen angesagt. Sie verbessern die Dehnbarkeit und damit auch den Bewegungsumfang der betreffenden Muskeln.

Verbesserte Haltung und weniger Rückenschmerzen

Aus der Sicht der Biomechanik können in ihrem Ruhezustand zu stark kontrahierte Muskeln die Haltung beeinträchtigen und Schmerzen in der Wirbelsäule verursachen. Hängeschultern lassen sich beispielsweise mit einer Dehnung der Brustmuskeln beheben. Chronische Rückenschmerzen gehen oft mit eingeschränkter Beweglichkeit in der Hüfte und ständig kontrahierten hinteren Oberschenkelmuskeln einher. Durch die richtigen Dehnübungen kannst du diese Schmerzen lindern.

Entspannung und besserer Schlaf

Dehnübungen haben auch eine beruhigende Wirkung auf Körper und Geist und helfen dir beim Stressabbau. Und wie du sicher aus eigener Erfahrung weißt: Wer entspannter ist, schläft auch besser.

2.
KAPITEL

WIE DEHNEN?

Dehnübungen sind wirklich einfach zu erlernen. Ob jung oder schon älter, ob mehr oder weniger fit – so gut wie jeder kann vom Stretching profitieren. Wenn du ein paar einfache Sicherheitsregeln befolgst und die richtige Technik anwendest, bist du sofort startbereit für dein neues Fitnessprogramm.

WAS MACHT EINE GUTE ÜBUNG AUS?

Schätze dich selbst ein

Wenn du dich an ein neues Dehnprogramm wagst, hast du dabei wahrscheinlich ein bestimmtes Ziel vor Augen. Du könntest dir beispielsweise davon erhoffen, Flexibilität, Haltung oder den allgemeinen Gesundheitszustand zu verbessern. Es wäre wirklich ärgerlich, wenn dich eine Verletzung vom Erreichen deines Ziels abhielte. Daher besteht der erste Schritt vor jedem Programm in der Einschätzung des gegenwärtigen körperlichen Zustands. Bei ernsthaften Grunderkrankungen wie Arthritis oder Herzproblemen solltest du auf jeden Fall vorher mit deinem Arzt Rücksprache halten. Sei ehrlich zu dir: Wo liegen deine größten Schwächen? Kümmere dich zuerst um die größeren Muskelgruppen und wende dich dann einzelnen Muskeln innerhalb dieser Gruppen zu.

Nimm einen Realitätscheck vor

Wenn du gar keinen Widerstand spürst, dehnst du deinen Muskel vermutlich nicht. Höre also auf die Signale deines Körpers, um deine Grenzen auszuloten.

Setze dir realistische Ziele

Da du vermutlich kein Profisportler bist, hab Geduld mit dir selbst. Setze dir bescheidene Ziele und den Zeithorizont für ihr Erreichen nicht zu eng. Nehmen wir einmal an, du möchtest die Zehen berühren können, kommst im Moment aber nur bis zu den Knien. Nimm dir vor, in einigen Wochen die Mitte der Schienbeine zu erreichen, und rechne dir auch kleine Erfolge an. Betrachte diesen Weg als Marathon und nicht als Sprint. Bewege dich langsam und gleichmäßig.

Wärme dich auf

Achte darauf, dass deine Muskeln warm sind, damit du für die erste Übung bereit bist. Dehne dich zum Beispiel nicht direkt nach dem Aufwachen, wenn die Muskeln noch kalt und die Gelenke noch nicht geschmiert sind. Selbst einfache Bewegungen können Mikrorisse verursachen und bei kalten Muskeln kann so ein Mikroriss ganz schnell zu einer größeren Verletzung werden. Wenn du dich morgens dehnen möchtest, dann nimm zuvor eine heiße Dusche.

Halte die Dehnungen ausreichend lang

Halte die Dehnung für ein wirksames Stretching mindestens 15 bis 30 Sekunden lang. Studien haben ergeben, dass bei älteren Menschen 30 bis 60 Sekunden noch deutlich mehr Wirkung zeigen. Solange du dich dabei gut fühlst, kannst du eine Dehnung bis zu einer Minute halten.

Atmen nicht vergessen!

Das mag dir offensichtlich erscheinen, aber wenn du dich zu sehr auf eine Übung konzentrierst, kann es passieren, dass du das Luftholen vergisst. Dann nimmt die Sauerstoffzufuhr zum Gehirn ab und du könntest Schwindel verspüren oder sogar ohnmächtig werden. Versuche während der Dehnung langsam, tief und regelmäßig zu atmen.

Finde den richtigen Trainingsrhythmus

Dehne dich zu Beginn drei- oder viermal pro Woche. Wenn du Fortschritte machst und sich dein Körper daran gewöhnt, kannst du die Frequenz langsam erhöhen. Höre auf deinen Körper: Beende das Training, wenn dir etwas wehtut. Und lerne zwischen leichtem Unbehagen und richtigem Schmerz zu unterscheiden.

Sei konsequent

Plane jeden oder jeden zweiten Tag etwas Zeit ein, um jeden Stretch richtig ausführen zu können. Mach lieber wenige Übungen ordentlich als möglichst viele in Eile.

Achte auf die korrekte Ausführung

Dehne dich langsam und lang, mit zunehmendem Druck auf die Muskeln. Jede plötzliche oder ruckartige Bewegung kann zu Verletzungen oder Schmerzen führen. Viele Anfänger neigen beim Dehnen zum Wippen, doch das ist kontraproduktiv: Deine Muskeln können in diesem Fall auf zellularer Ebene nicht richtig funktionieren. Du brauchst genügend Zeit für eine neurologische Reaktion, die den betreffenden Muskel entspannt.

FORMEN DES STRETCHINGS

Die wahre Flut an Übungsbüchern und Stretching-Trends kann ganz schön entmutigend sein und uns zum Aufhören bewegen, noch bevor wir überhaupt richtig angefangen haben. Deshalb beschränkt sich dieses Buch auf die Grundlagen.

Die meisten Übungen gehören zu einer von zwei Kategorien: dynamisch oder statisch, je nachdem, ob du dich während der Übung bewegst oder nicht. Statische Übungen werden nach der Einwirkung einer externen Kraft auf die Zielmuskeln zudem noch in passive und aktive eingeteilt. Anspruchsvollere Dehnungen wie die isometrische Dehnung sind im Wesentlichen Variationen dieser Grundformen des Stretchings. Den komplexeren Übungen kannst du dich zuwenden, wenn du ein wenig fortgeschrittener bist.

Noch zwei andere Formen des Dehnens sollten hier erwähnt werden: Myofasziales Dehnen (MFR) und ballistisches Dehnen. MFR ist im Grunde genommen eine Dehnung des Bindegewebes zwischen zwei Spannungsbereichen. Häufig mit Schaumstoffrolle durchgeführt, entspannt es die Muskeln und verbessert insbesondere nach einem harten Training die Durchblutung. Diese Methode ähnelt der Triggerpunktmassage.

Das ballistische Dehnen erfreut sich keiner besonders großen Beliebtheit mehr. Oft mit dynamischem Dehnen verwechselt, beinhaltet es das Wippen in der Dehnung über die maximale Komfortzone hinaus. Stell es dir so vor: Du willst deine Zehen berühren und wippst mit deinem Oberkörper ganz kurz in diese Dehnung hinein. Dieser Ansatz wird als nicht besonders wirksam angesehen, weil der Muskel in der Dehnung keine Zeit zum Entspannen hat.

Im Folgenden findest du die Stretching-Formen, die für Anfänger besonders relevant und effektiv sind. Mach dich damit vertraut, damit du sie besser verstehst und sie im Rahmen deiner Routine anwenden kannst.

Statisch und dynamisch

Beim statischen Dehnen hältst du die Position für eine gewisse Zeit, zum Beispiel 15 bis 30 Sekunden, während beim dynamischen Dehnen die Muskeln permanent in Bewegung sind. Sieh dir zur Veranschaulichung die Dehnübung hier rechts an. Bei der statischen Handgelenksbeugung beugst du das Gelenk und hältst die Dehnung. Wenn du nun eine Faust machst und die Handgelenke rollst, wird die Übung dynamisch. Beide Formen verbessern Durchblutung, Bewegungsumfang und Flexibilität.

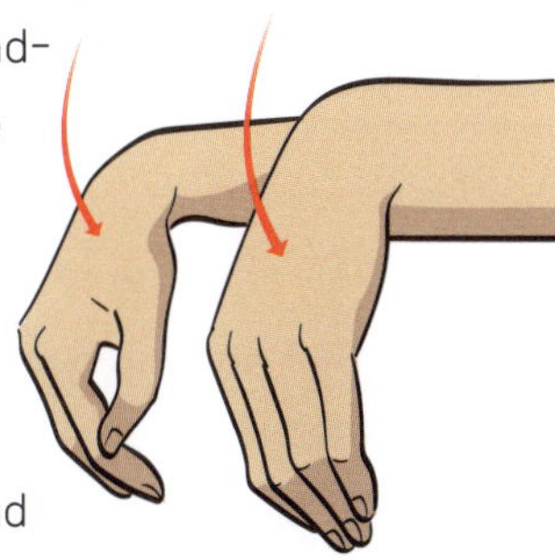

HANDGELENKSBEUGUNG
SEITE 92

TYP
STATISCH, PASSIV

Dynamische Dehnübungen kannst du jederzeit und fast überall ausführen. Sie bringen dein Blut in Wallung und lassen dich munter in den Tag starten. Für statisches Dehnen sollten deine Muskeln allerdings aufgewärmt sein. Deshalb solltest du morgens vor statischen Dehnübungen ein paar dynamische machen oder auch eine heiße Dusche nehmen.

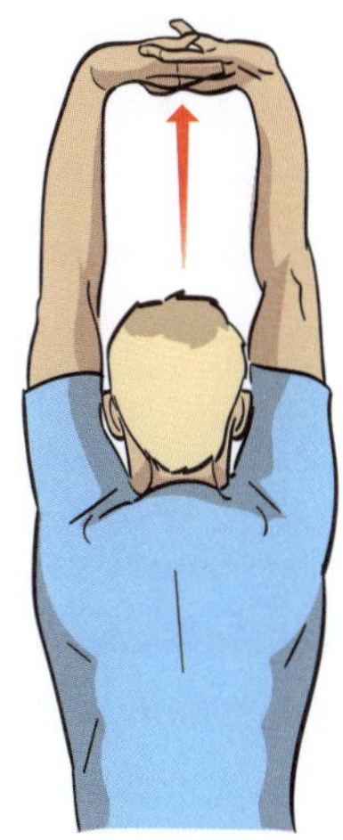

SCHULTERPRESSE
SEITE 78

TYP
DYNAMISCH

Aktiv und Passiv

Statische Dehnübungen sind entweder aktiv oder passiv. Die meisten sind aktiv: Der Muskel macht die Arbeit selbst, ohne Unterstützung von außen. Bei passiven Dehnübungen wirkt dagegen eine äußere Kraft auf den entspannten Muskel ein. Schau dir, um dir den Unterschied zu verdeutlichen, noch einmal die obere Illustration hier rechts an. Der erste Teil der Handgelenksbeugung ist als aktiv, weil sich die Muskeln selbst in die gebeugte Position begeben. Entspannst du nun das Handgelenk und drückst es mit der anderen Hand in die gebeugte Position, wird der Rest der Übung passiv. Beides ist effektiv, aber passive Übungen intensivieren oft die Dehnung.

Isometrisches Dehnen und PNF

Isometrisches Dehnen gehört zu den schnellsten Methoden zur Steigerung von Beweglichkeit und Kraft. Dabei kontrahierst du den gedehnten Muskel, indem du einer äußeren Kraft entgegenwirkst. Kraft und der Muskelwiderstand sind von gleicher Stärke, sodass keine Bewegung, sondern nur gleichmäßiger Druck (isometrisch bedeutet „gleiches Maß“) vorhanden ist. Du kannst dabei wie bei der Yoga-Gebetshaltung (Seite 98) die Kraft deiner Gliedmaßen wirken lassen: Indem du die Hände vor der Brust aufeinanderpresst, übst du mit beiden Händen in derselben Stellung den gleichen Druck aus. Da das isometrische Dehnen zu den fortgeschrittenen Methoden zählt, enthält dieses Buch nur wenige solche Übungen.

Auch die Propriozeptive Neuromuskuläre Fazilitation (PNF) zählt zu den fortgeschrittenen Dehnmethoden und stellt eine Kombination aus passivem und isometrischem Dehnen dar. Ursprünglich entwickelt als Rehabilitationsprogramm für Schlaganfall-Patienten, besteht PNF aus einem Zyklus, bei dem ein Muskel zunächst passiv gedehnt und anschließend durch Kontraktion des Muskels Widerstand gegen die äußere Kraft geleistet wird. Wenn der Druck nachlässt, entspannt sich der Muskel, sodass sich der Bewegungsumfang erhöht. Bei korrekter Ausführung wird die Dehnung zunehmend intensiver. Dieser Weg zu mehr Beweglichkeit ist aber sehr komplex und sollte bevorzugt mit sachkundiger Begleitung begangen werden.

Auf- und Abwärmen

Wenn du deine Stretching-Routine in ein hartes Work-out integrieren möchtest, solltest du mit dynamischen Übungen beginnen und statische eher an den Schluss stellen.

Dynamisches Dehnen ahmt oft die Bewegung des eigentlichen Trainings nach und zielt dabei auf die für die jeweilige Übung notwendige Muskulatur ab. So kann sich ein Läufer vor dem Joggen mit dem Kniehebelauf (sieht Seite 142) aufwärmen. Nach dem Lauf wäre der Kniebeuger-Stretch eine gute Übung, um die Muskeln zu lockern, die Beweglichkeit zu erhalten und Muskelkater vorzubeugen. Wenn du vor dem Training einen besonders angespannten Muskel lockern willst, kannst du auch eine statische Übung ausführen – mit der Bedingung, dass du dich vorher ausreichend aufgewärmt hast.

HILFSMITTEL

Im Folgenden lernst du einige Hilfsmittel wie Fitnessbänder, kleine Bälle oder Gymnastikbälle kennen, die den Übungen eine zusätzliche Dimension verleihen. Dehnübungen auf dem Boden kannst du, wenn du möchtest, auch auf einer Yogamatte ausführen. Falls du bestimmte Hilfsmittel nicht zur Hand hast, kannst du an deren Stelle auf Haushaltsgegenstände zurückgreifen: Ein zusammengerolltes Handtuch kann zum Beispiel ein Fitnessband ersetzen. Du wirst sicher schnell merken, was sich für dich am besten eignet.

ATMEN UND ZÄHLEN

Zu den größten Anfängerfehlern gehört das Anhalten des Atems. Manche Neueinsteiger konzentrieren sich so sehr auf die richtige Ausführung, dass sie vergessen, Luft zu holen. Die Atmung ist jedoch ein wesentlicher Bestandteil des Dehnens. Sie verbessert die Durchblutung, pumpt Sauerstoff durch den Körper und entspannt die Muskulatur.

Atme vor jeder Übung tief in den Bauch, statt nur oberflächlich in die Brust – wenn es geht durch die Nase, um die Luft zu erwärmen und zu reinigen. Atme, sobald du mit der Dehnung beginnst, langsam und entspannt aus.

Vergiss außerdem nicht, die Sekunden zu zählen. Du kannst zu Beginn auch einen Wecker stellen, um ein Gefühl für das 15-Sekunden-Intervall zu bekommen. Manche Menschen zählen die Sekunden, andere lieber ihre Atemzüge. Fortgeschrittene leiten die richtige Dauer intuitiv aus der Erfahrung ab. Mit der Zeit wirst du merken, was für dich am besten funktioniert.

FAQ: Fünf Stretching-Mythen

1 Bewegliche Menschen müssen sich nicht dehnen.

Auch bei von Natur aus sehr beweglichen Menschen kommen Verspannungen oder muskuläre Dysbalancen vor. Außerdem bleibt die Beweglichkeit nicht für immer gleich: Mit zunehmendem Alter werden wir immer unbeweglicher. Dehne dich deshalb schon in jungen Jahren!

2 Fürs Dehnen muss man beweglich sein.

Dein Bewegungsradius muss nicht besonders groß sein – das Wichtigste ist, mit dem Dehnen zu beginnen. Wenn du dabei geduldig vorgehst, wirst du schon bald merken, wie sehr du davon profitierst.

3 Ohne Schmerz kein Erfolg?

Definitiv falsch. Eine Dehnung sollte zwar immer eine Herausforderung für den Muskel sein, aber ihn keinesfalls überfordern. Wer sich nicht richtig aufwärmt, verletzt sich nicht selten und wird um Tage oder sogar Wochen zurückgeworfen.

4 Vor einem harten Work-out sollte man sich nicht dehnen.

Am besten lässt du einem Training dynamische Dehnübungen vorangehen, die den Kreislauf anregen und die Muskeln aufwärmen. Statisches Dehnen kann dein Training wegen der Lockerung der Muskeln sogar behindern und sollte erst danach durchgeführt werden.

5 Ich bin zu alt fürs Stretching.

Im Gegenteil, gerade für ältere Menschen ist Stretching unerlässlich. Es verbessert den Bewegungsumfang, besonders in der Hüfte, und beugt Schmerzen, Steifheit und Verletzungen vor. Zudem fördert es den Gleichgewichtssinn.

3. KAPITEL

ERSTE SCHRITTE

Du schaffst das! Beginne schon heute mit deiner neuen Routine, selbst wenn du nur eine einzige Übung ausführst. Egal, wie alt du bist – schon eine kleine Anstrengung reicht aus, um die vielen Vorteile des Dehnens am eigenen Leib zu erfahren. Du wirst schon bald deine größere Beweglichkeit und bessere Haltung bemerken, weniger gestresst sein und eine Steigerung deiner Lebensqualität spüren. Da gibt es doch absolut keinen Grund mehr zum Abwarten! Zu den größten Vorteilen des Stretchings gehört, dass du die Übungen unabhängig und überall, ohne teure Ausrüstung oder ausgefallene Trainingskleidung machen kannst. Du brauchst nur einen ruhigen und behaglichen Ort in deiner Wohnung oder im Büro, wo du dir jeden Tag ein paar Minuten Entspannung und Erholung gönnen kannst. Ob du dich nun am liebsten morgens, in der Mittagspause oder vor dem Schlafengehen dehnst – jede Minute, die du dir Zeit dafür nimmst, wird dir guttun. Es gibt keine Ausreden mehr – steh auf und dehne dich!

WIE DU DIESES BUCH BENUTZT

Stretching für Anfänger ist sehr einfach in der Handhabung, gut verständliche Illustrationen und Anweisungen zeigen dir, wie du die Übung ausführst. Der 1. Teil bildet sozusagen das Gehirn dieses Buches. Hier lernst du die Grundlagen kennen. Wenn du neugierig bist, wie unsere Muskeln von der einzelnen Zelle bis zum dazugehörigen Gelenk funktionieren, dann blättere zu Seite 4. Wenn du noch nicht ganz von den Vorteilen des Dehnens überzeugt bist, gehe zu Seite 7. Dort findest du heraus, wie Dehnen deine Lebensqualität verbessert. Auf Seite 6 findest du außerdem einen Abschnitt zu den neuesten physiologischen Studien.

Der 2. Teil mit insgesamt 136 Übungen – bei jeder der 68 Dehnungen für Anfänger findest du jeweils eine fortgeschrittene Variante – sowie detaillierten Beschreibungen und Illustrationen dazu, die dir die Ausführung der Übung genau erklären, bildet das Kernstück des Buches. In seinen sechs Kapiteln werden dir die grundlegenden Übungen für jeden Körperteil nahegebracht. Du lernst, wie du Nackenverspannungen (Seite 24) oder Steifheit im Rücken (Seite 42) lösen, Verspannungen in Schultern und Brust lockern (S. 64), die Armmuskulatur dehnen (Seite 88), die Beweglichkeit in Rumpf und Hüfte verbessern (Seite 108) oder deine stark beanspruchten Beine entspannen (Seite 132) kannst.

Sobald du mit den Grundübungen im 2. Teil vertraut bist, kannst du zum 3. Teil übergehen. Hier findest du Routinen für den Alltag, zum Beispiel fürs Büro (Seite 166), zur Bekämpfung bestimmter Schmerzen und Beschwerden (Seite 170) sowie sportbezogene Routinen für Läufer oder Kraftsportler (Seite 178). Alles, was du für den Einstieg benötigst, findest du in diesem Buch.

LEVEL UP

Bei jeder Anfängerübung in diesem Buch findest du auch eine Variante für Fortgeschrittene. Nimm dir Zeit, bis du die Grundübung wirklich beherrschst, bevor du deren Level-Up-Version ausprobierst. Das Wichtigste dabei ist, dass du auf deinen Körper hörst und dir immer wieder bewusst machst, dass jeder Körper anders ist: Ein Stretch, der dem einen leicht vorkommt, mag für jemand anderen zu anspruchsvoll sein. Du kannst die Grundübungen auch abwandeln, wenn du Schwierigkeiten damit hast. Für manche Übungen findest du entsprechende Tipps in der Denk-dran-Box.

Du wirst Zeit brauchen, um einige Level-Up-Dehnungen richtig ausführen zu können, also sei geduldig und freundlich zu dir und deinem Körper. Eine Dehnung sollte niemals Schmerzen bereiten. Natürlich solltest du ein wenig Druck verspüren, während du Fortschritte erzielst, aber du solltest dich nie bis zu dem Punkt fordern, an dem du Schmerzen verspürst.

Denk dran, es geht nicht darum, schon nach den ersten Versuchen perfekt in Form sein zu wollen, sondern um regelmäßige Selbstherausforderung. Bleib konsequent und versuche dich jeden Tag zur selben Zeit zu dehnen, damit du auf deinen Erfolgen aufbauen und ein neues Niveau erreichen kannst. Wenn du dich gut um deinen Körper kümmern möchtest und dieses Ziel beharrlich verfolgst, wirst du nach und nach Fortschritte beobachten.

STRETCHING „ON THE FLY“

Stretching ist wohl die vielseitigste Form der körperlichen Betätigung. Du kannst dich wirklich fast überall dehnen, und für einige Übungen gilt das in besonderem Maß. Sie wurden in diesem Buch mit „On the Fly“ gekennzeichnet. Da wir in unserem Alltag viel sitzen, können wir wirklich davon profitieren, wenn wir unsere täglichen Routinen aufbrechen und unsere Muskeln dehnen. So bringen wir den ganzen Körper in Schwung und werden beweglicher.

Am besten ist es natürlich, wenn du deine regelmäßige Routine in einem festen Raum durchführen kannst. Du kannst deine Übungen aber auch im Alltag einbauen – beispielsweise beim Kochen für einen Moment innehalten und die Arme oder Handgelenke dehnen.

Wenn du beruflich häufig unterwegs bist, bettelt dein Körper vermutlich förmlich darum, nicht mehr in engen Räumen wie Autos oder Flugzeugen eingesperrt zu sein. Versuch also im Flieger mal den Nacken zu dehnen oder auch aufzustehen und auf dem Gang ein paar einfach Schulter- oder Armstreckungen zu machen. Wer weiß, vielleicht wirst du damit sogar zum Trendsetter. Egal wo du bist, du kannst immer eine Pause einlegen und dich kurz dehnen. Dein Körper wird es dir danken.

2. TEIL

Die Übungen

ÜBERBLICK

Auf diesen beiden Seiten siehst du, mit welchen Körperteilen sich dieses Buch beschäftigt.

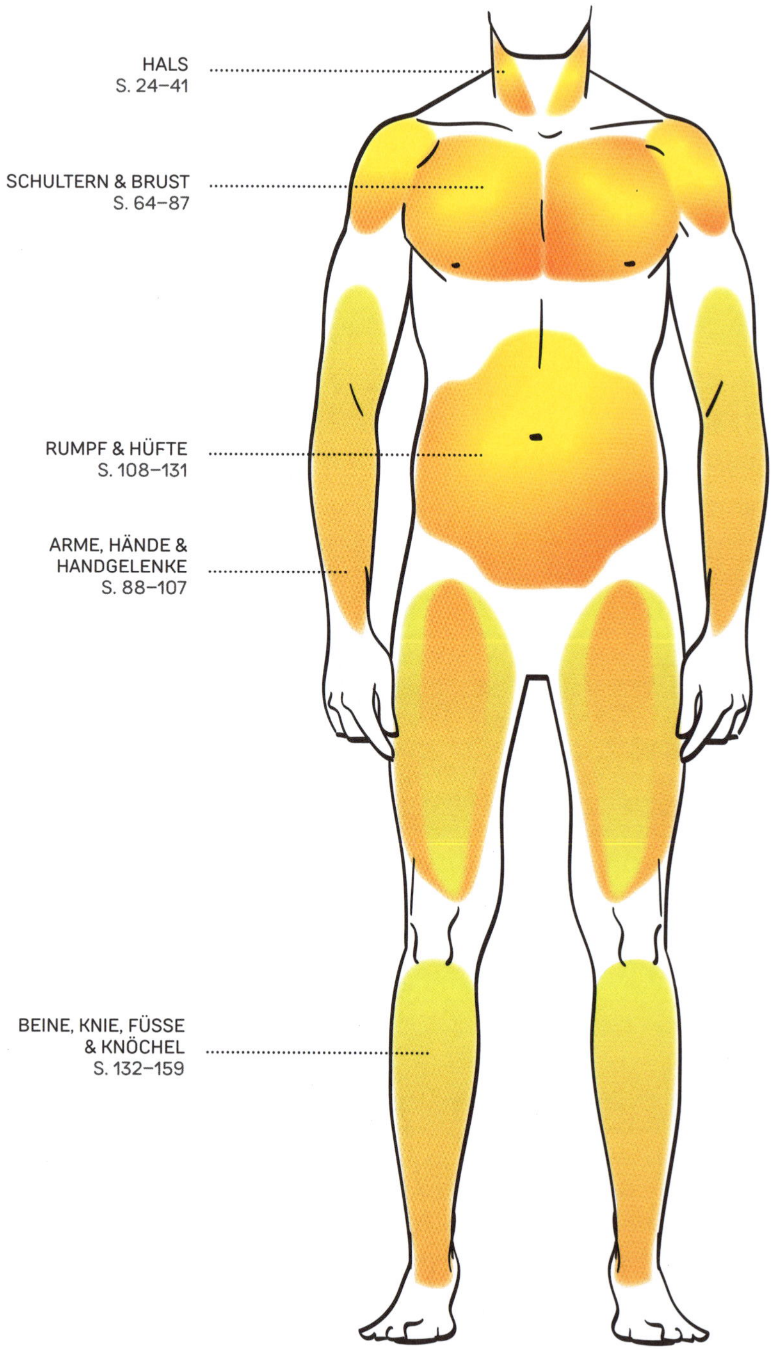

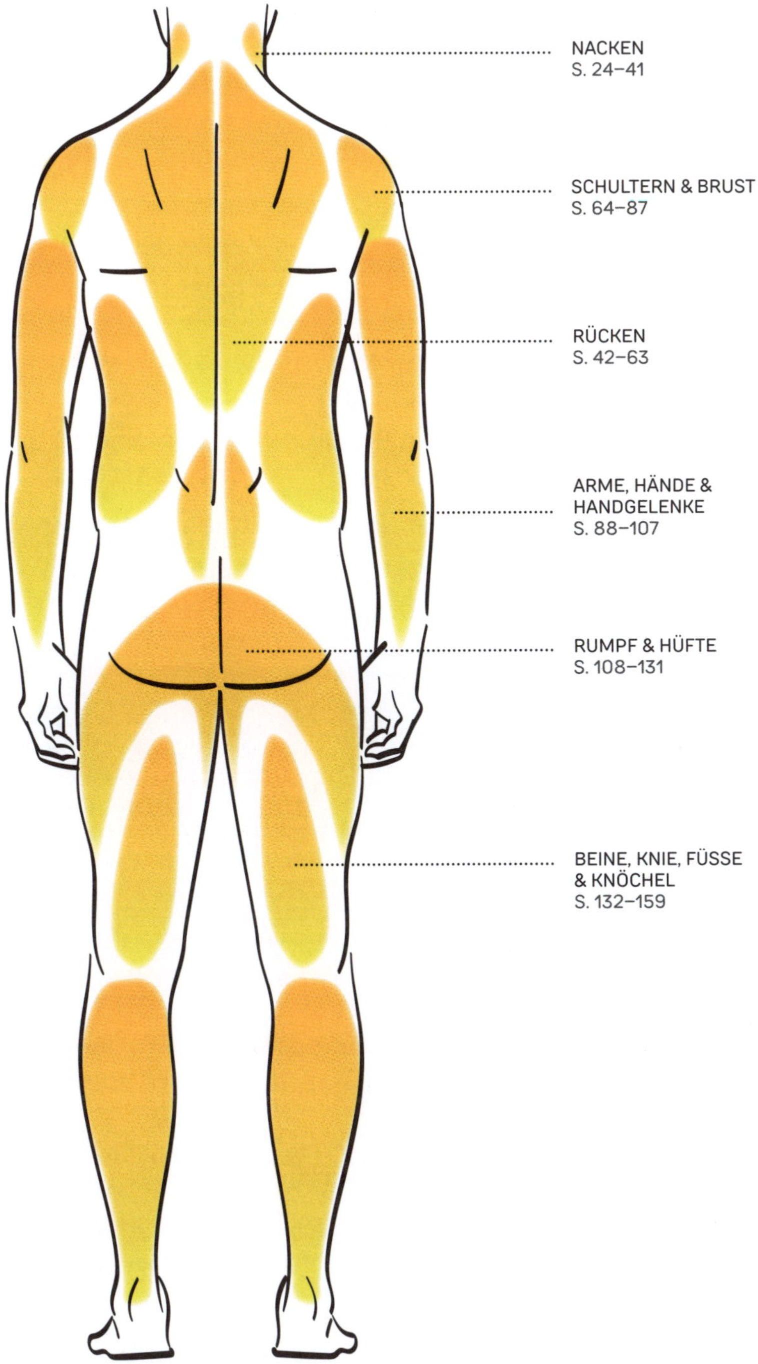
NACKEN
S. 24–41
SCHULTERN & BRUST
S. 64–87
RÜCKEN
S. 42–63
ARME, HÄNDE &
HANDGELENKE
S. 88–107
RUMPF & HÜFTE
S. 108–131
BEINE, KNIE, FÜSSE
& KNÖCHEL
S. 132–159

4.
KAPITEL

HALS & NACKEN

Dieses Kapitel enthält neun Nackendehnungen, die den Bewegungsradius deiner Halswirbelsäule verbessern, Haltungsschäden ausgleichen und Schmerzen sowie Steifheit lindern. Um deinen Bewegungsradius voll ausschöpfen zu können, musst du deine Muskeln auf allen sechs Bewegungsebenen fordern: Beugung nach vorn, Streckung nach hinten, Beugung und Rotation zu beiden Seiten. Eine größere Beweglichkeit im Nacken bringt einen tieferen, erholsamen Schlaf und eine bessere Leistungsfähigkeit mit sich.

NACKENBEUGUNG

MUSKULATUR
Nacken: *Levator scapulae, Splenius capitis*
Oberer Rücken: *Oberer Trapezius*

VORTEILE
Diese Übung reduziert Stress und entspannt den Nacken, der am häufigsten von chronischen Verspannungen betroffen ist.

LEVEL UP
Drehe, wenn dein Nacken vollständig gebeugt ist, das Kinn nach links und rechts, um zusätzliche Muskelfasern zu aktivieren.

ON THE FLY
Du bist unterwegs? Denke an diese Übung. Wenn du beruflich auf Reisen bist und zu Verspannungen neigst, kannst du sie damit zwischendurch lösen.

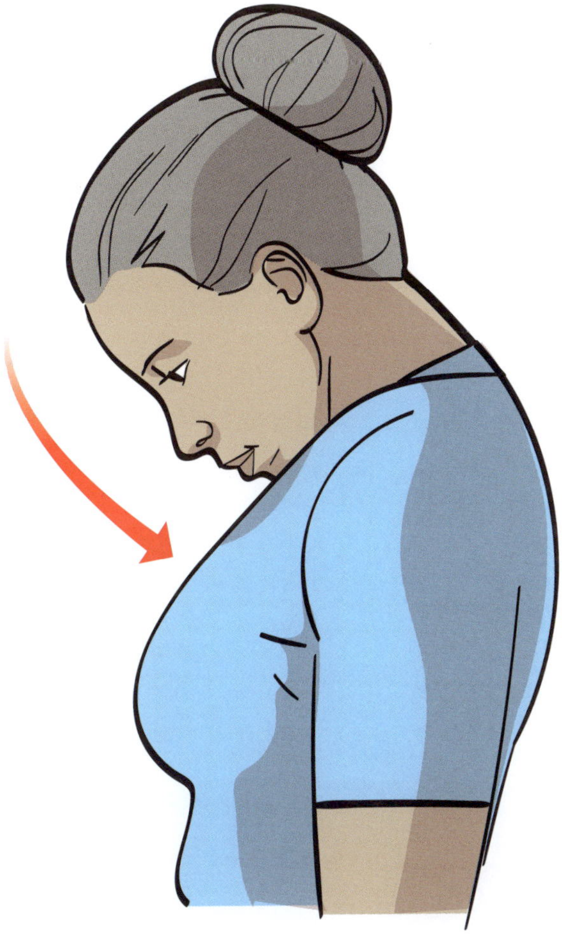

TYP
STATISCH, AKTIV

AUSFÜHRUNG

1. Stelle dich schulterbreit hin oder setze dich aufrecht auf einen Stuhl und lass die Arme locker an den Seiten herunterhängen.
2. Atme tief ein, strecke die Wirbelsäule und entspanne deine Schultern.
3. Neige, während du langsam ausatmest, den Kopf nach vorne und versuche, mit dem Kinn die Brust zu berühren.
4. Halte die Dehnung für 15 Sekunden, atme langsam weiter und kehre zurück in die neutrale Position.
5. Führe 3 Wiederholungen aus.

NACKENBEUGUNG MIT DER HAND

MUSKULATUR

Nacken: *Levator scapulae, Splenius capitis*

Oberer Rücken: *Oberer und mittlerer Trapezius*

VORTEILE

Hier ist manchmal ein wenig zusätzlicher Einsatz erforderlich, denn dieser Bereich ist besonders stressgeplagt. Indem du vorsichtig Druck ausübst, kannst du die Dehnung vertiefen und den maximalen Nutzen aus dieser Übung ziehen.

LEVEL UP

Wenn du dich mit dieser Übung vertraut gemacht hast, kannst du nach und nach mehr Druck auf deinen Kopf ausüben und die Position für 30 Sekunden halten.

DENK DRAN!

Atme, um eine ausreichende Sauerstoffversorgung sicherzustellen, während der gesamten Übung immer weiter. Solltest du dich benommen fühlen, mach eine Pause und verringere beim nächsten Mal den Druck.

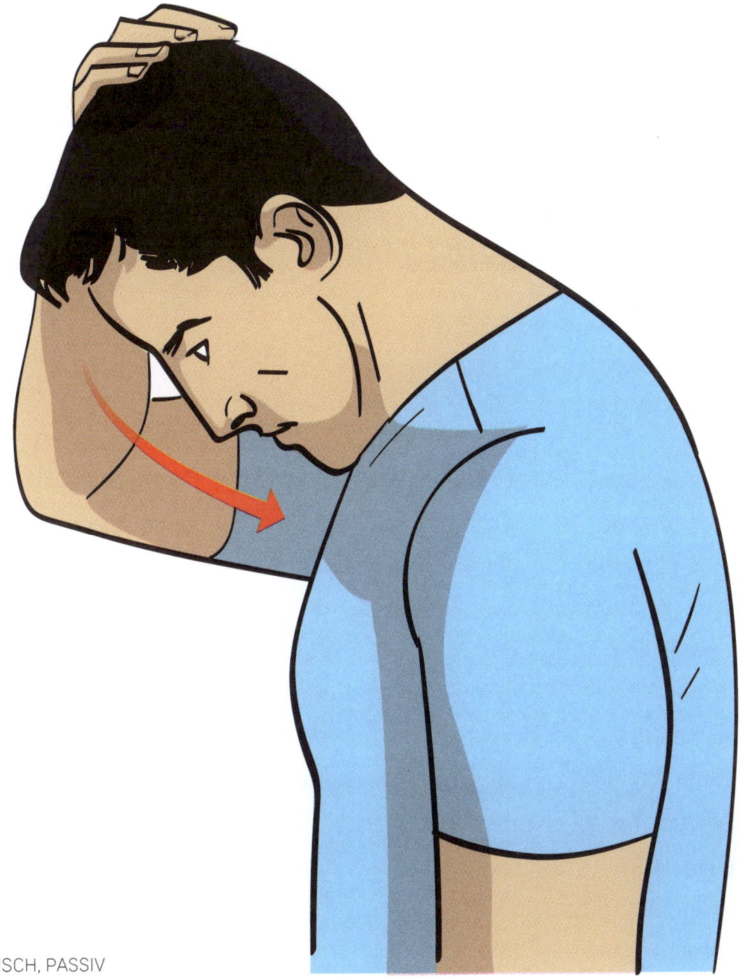

TYP
STATISCH, PASSIV

AUSFÜHRUNG

1. Stelle dich schulterbreit hin oder setze dich aufrecht auf einen Stuhl und lass die Arme locker an den Seiten herunterhängen.
2. Atme tief ein und lege eine Hand an den Hinterkopf.
3. Drücke, während du ausatmest, den Kopf sanft nach vorne – ein wenig weiter als bei der vorigen Übung.
4. Halte für 15 Sekunden und kehre dann in die neutrale Position zurück.
5. Führe 3 Wiederholungen aus.

NACKENSTRECKUNG

MUSKULATUR

Hals: *Platysma, Sternocleidomastoideus*

VORTEILE

Moderne Geräte wie Handys, Laptops oder Tablets tragen zu einer gesenkten Kopfhaltung bei. Deshalb sind die Nackenmuskeln konstant angespannt. Längerer, regelmäßiger Gebrauch dieser Geräte kann zu einer Verkürzung und Verspannung der Muskeln führen. Diese Streckung eignet sich perfekt dazu, diesen Prozessen entgegenzuwirken und die Beweglichkeit des Nackens wiederherzustellen.

LEVEL UP

Aktiviere durch eine Drehung zusätzlich die Nackenmuskulatur. Dabei drehst du sanft dein Kinn nach rechts und hältst die Dehnung fünf Sekunden lang. Wiederhole die Bewegung auf der linken Seite.

DENK DRAN!

Halte Rücken und Schultern bei dieser Übung gerade, damit der Nacken nicht übermäßig belastet wird. Lass außerdem deinen Kopf nicht zu schnell nach hinten fallen.

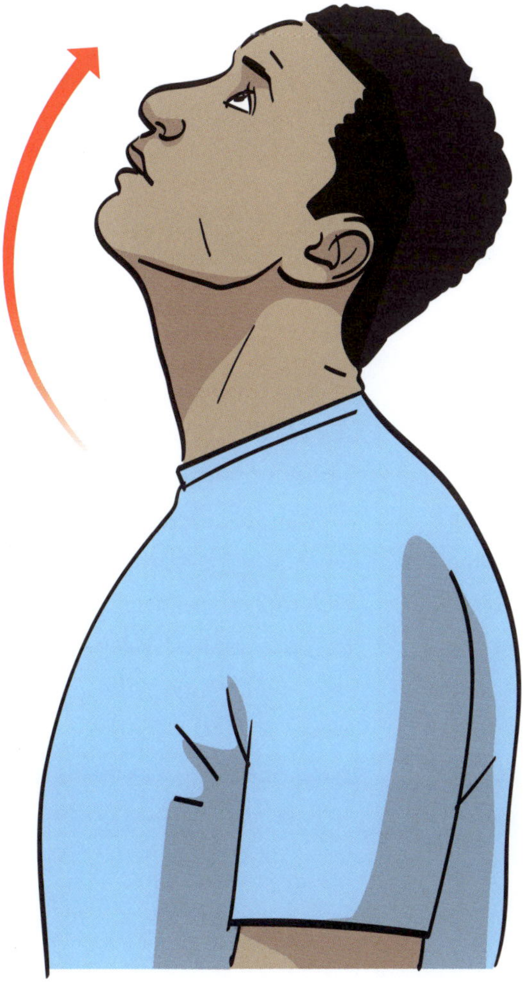

TYP
STATISCH, AKTIV

AUSFÜHRUNG

1 Stelle dich schulterbreit hin oder setze dich aufrecht auf einen Stuhl und lass die Arme locker an den Seiten herunterhängen.

2 Atme tief ein.

3 Atme aus, während du den Kopf nach hinten in den Nacken beugst.

4 Halte die Dehnung für 15 Sekunden, atme dabei ruhig weiter und kehre dann in die neutrale Position zurück.

5 Führe 3 Wiederholungen aus.

NACKENSTRECKUNG MIT DER HAND

MUSKULATUR
Hals: *Platysma, Sternocleidomastoideus*

VORTEILE

Wenn du oft auf mehreren Kissen auf dem Rücken schläfst, kann diese Dehnung dir dabei helfen, eine mögliche muskuläre Dysbalance auszugleichen. Sie ist für alle mit nach vorne gestreckter Kopfhaltung gut.

LEVEL UP

Drehe, um noch mehr Muskelfasern anzusprechen, das Kinn sanft nach rechts und halte die Dehnung für fünf Sekunden. Wiederhole dann den Ablauf auf der linken Seite.

DENK DRAN!

Wechsle bei jeder Wiederholung die Hand, damit der Hals ausgewogen gestreckt wird. Führe die Dehnung langsam aus, um Nacken und Schultern nicht zu überanstrengen.

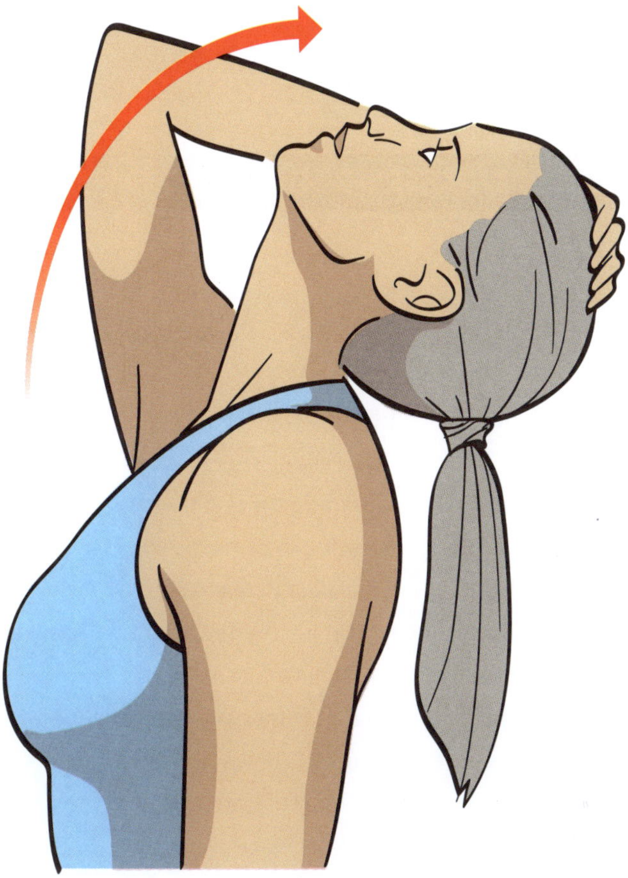

TYP
STATISCH, PASSIV

AUSFÜHRUNG

1. Stelle dich schulterbreit hin oder setze dich aufrecht auf einen Stuhl und lass die Arme locker an den Seiten herunterhängen.
2. Atme tief ein und lege eine Hand auf deine Stirn.
3. Atme langsam aus und ziehe dabei deinen Kopf nach hinten – ein wenig weiter als bei der vorigen Übung.
4. Halte die Dehnung für 15 Sekunden, atme dabei ruhig weiter und kehre dann in die neutrale Position zurück.
5. Führe 3 Wiederholungen aus.

SEITLICHE NACKENBEUGUNG

MUSKULATUR

Seitlicher Hals: *Scaleni, Levator scapulae*

Oberer Rücken: *Oberer Trapezius*

VORTEILE

Wer auf der Seite schläft und den Kopf mit Kissen stützt, setzt den Nacken unnötiger Belastung aus. Diese Übung hilft dabei, Verspannungen entlang der Halswirbelsäule zu lösen.

LEVEL UP

Erhöhe die Intensität, indem du den Oberkörper mit dem Stuhl stabilisierst. Halte dich an der Kante der linken Stuhlseite fest, während du den Kopf nach rechts beugst, und wiederhole den Vorgang auf der anderen Seite.

DENK DRAN!

Die Bewegung sollte nur von deinem Hals ausgehen. Die Schultern bleiben unten, die Wirbelsäule gerade.

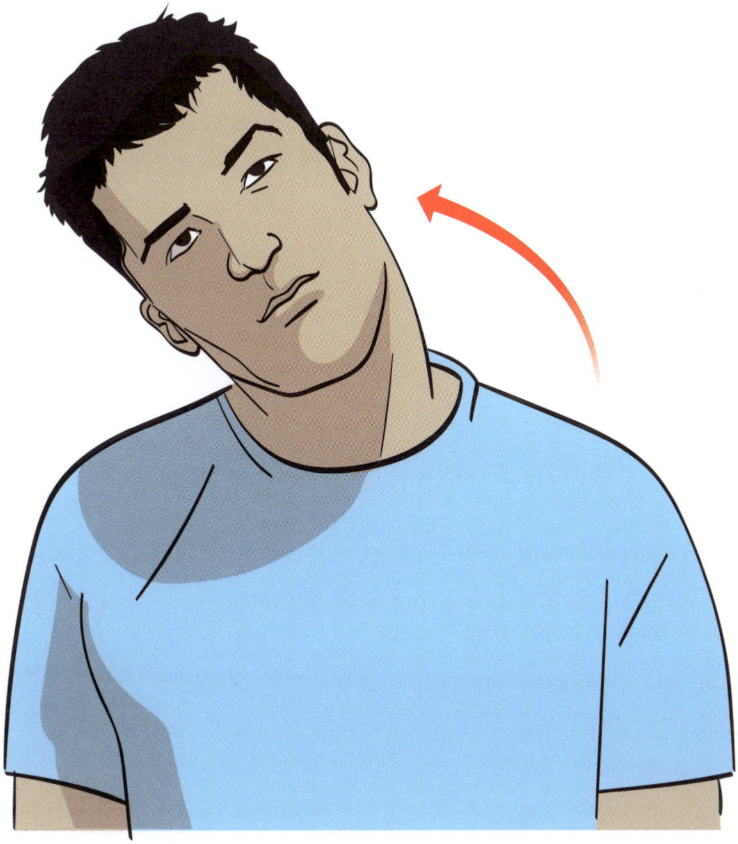

TYP
STATISCH, AKTIV

AUSFÜHRUNG

1. Stelle dich schulterbreit hin oder setze dich aufrecht auf einen Stuhl und lass die Arme locker an den Seiten herunterhängen.
2. Atme tief ein.
3. Beuge, während du langsam ausatmest, den Kopf zur Seite, als wolltest du ihn auf der Schulter ablegen.
4. Halte die Dehnung für 15 bis 30 Sekunden, atme dabei ruhig weiter und kehre dann in die neutrale Position zurück.
5. Führe 3 Wiederholungen aus und wechsle die Seite.

SEITLICHE NACKENBEUGUNG MIT DER HAND

MUSKULATUR

Seitlicher Hals: *Scaleni, Levator scapulae*

Oberer Rücken: *Trapezius*

VORTEILE

Mit chronischen Nackenschmerzen kann man auf Dauer nicht funktionieren und neigt zu einer schlechten Haltung. Außerdem ist das Verletzungsrisiko höher. Durch regelmäßiges Dehnen hältst du den Kopf wieder höher und vergrößerst deinen Bewegungsradius.

LEVEL UP

Aktiviere einige zusätzliche Muskeln im Nacken. Hebe dazu, während du die Dehnung ausführst, langsam das Kinn an und halte den Kopf für fünf Minuten in dieser Position. Neige anschließend das Kinn nach unten und halte die Dehnung für weitere fünf Sekunden.

ON THE FLY

Entspanne dich in der Mittagspause mit dieser wohltuenden Dehnung. Sie entlastet Nacken und Schultern wunderbar.

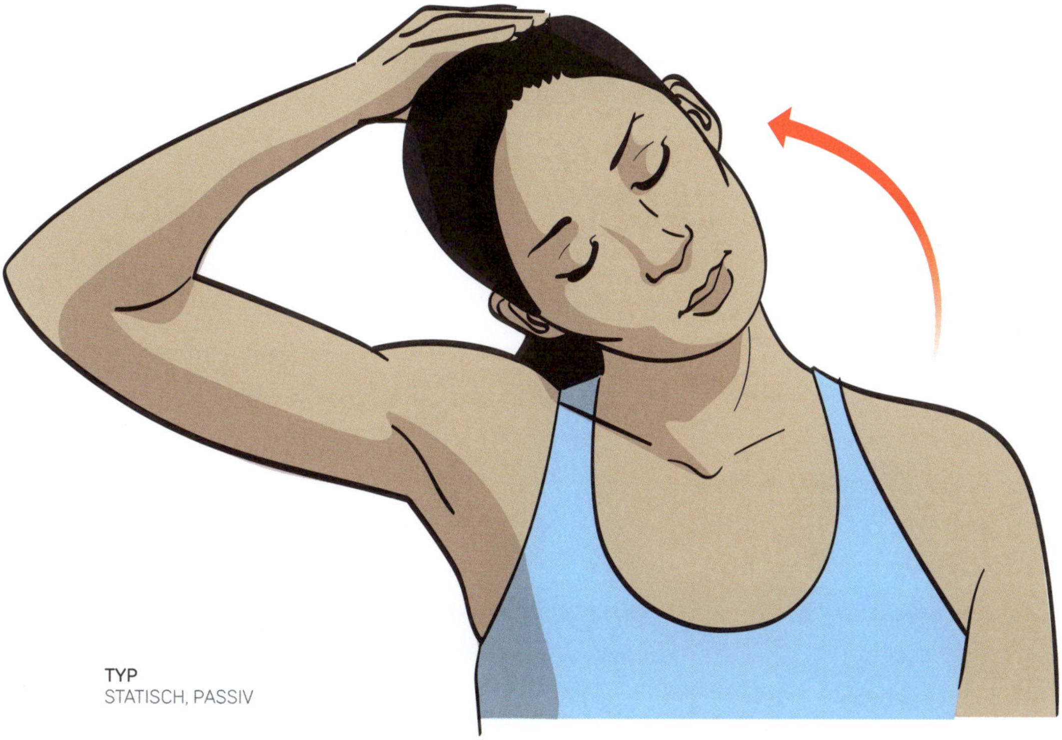

TYP
STATISCH, PASSIV

AUSFÜHRUNG

1. Stelle dich schulterbreit hin oder setze dich aufrecht auf einen Stuhl und lass die Arme locker an den Seiten herunterhängen.
2. Atme tief ein und lege eine Hand an die linke Seite deines Kopfes.
3. Während du langsam ausatmest, drückst du deinen Kopf sanft in Richtung deiner rechten Schulter.
4. Halte für 15 bis 20 Sekunden und atme dabei ruhig weiter. Kehre dann in die neutrale Position zurück.
5. Führe 3 Wiederholungen aus und wechsle die Seite.

NACKENROTATION

MUSKULATUR

Hals: *Sternocleidomastoideus, Levator scapulae*

Oberer Rücken: *Trapezius*

VORTEILE

Ein beweglicher Hals bedeutet mehr Sicherheit im Straßenverkehr! Wenn du Schwierigkeiten beim Schulterblick hast, dann ist dies die richtige Dehnung für dich.

LEVEL UP

Hebe dein Kinn, wenn der Hals vollständig gedreht ist, sanft an und halte die Dehnung für fünf Sekunden. Wechsle dann die Seite und halte erneut für fünf Sekunden.

DENK DRAN!

Finde den richtigen Atemrhythmus. Atme ein, während du dich in der Ausgangsposition befindest, und aus, wenn du mit der Dehnung beginnst. Eine tiefe Atmung während der gesamten Übung ist von grundlegender Bedeutung.

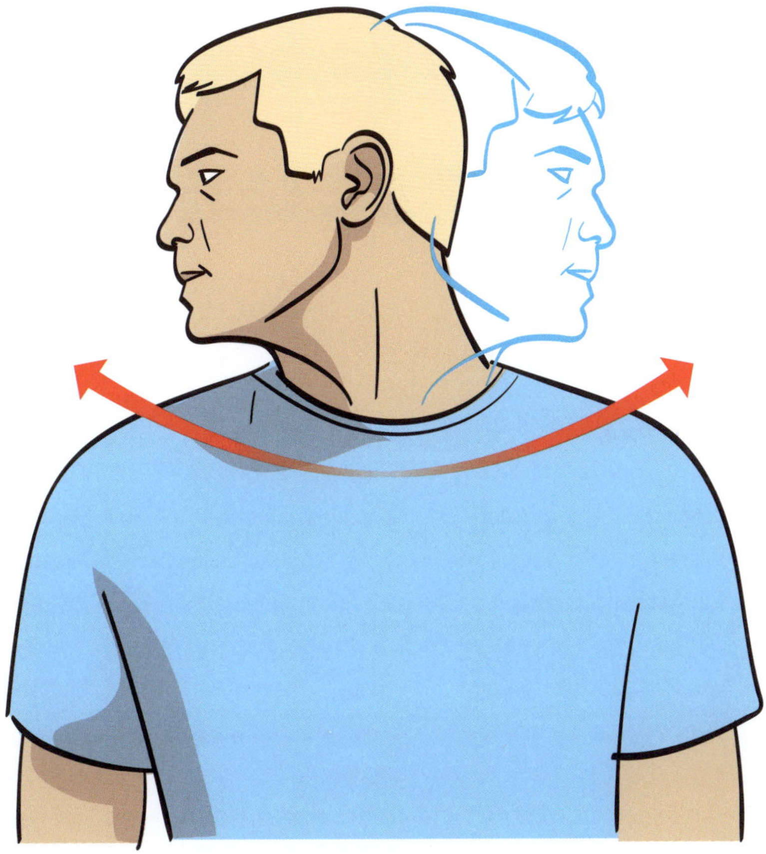

TYP
STATISCH, AKTIV

AUSFÜHRUNG

1. Stelle dich schulterbreit hin oder setze dich aufrecht auf einen Stuhl und lass die Arme locker an den Seiten herunterhängen.
2. Atme tief ein, strecke die Wirbelsäule und achte dabei darauf, die Schultern nicht hochzuziehen.
3. Drehe, während du ausatmest, langsam den Kopf und blicke über die Schulter.
4. Halte die Dehnung für 15 bis 20 Sekunden und atme dabei ruhig weiter. Kehre dann in die neutrale Position zurück.
5. Führe 3 Wiederholungen aus und wechsle die Seite.

NACKENROTATION MIT DER HAND

MUSKULATUR

Hals: *Sternocleidomastoideus, Levator scapulae, Scaleni*

Oberer Rücken: *Trapezius*

VORTEILE

Wenn du eine Grundbewegung wie die Kopfdrehung nicht ausführen kannst, wird dies von einem anderen Körperteil wie dem unteren Rücken überkompensiert. Das kann deine Haltung schädigen und Schmerzen verursachen. Diese Übung hilft dir dabei, die Mobilität deines Halses zurückzugewinnen.

LEVEL UP

Um die Dehnung zu intensivieren, kannst du ein Hilfsmittel benutzen. Wickle ein Fitnessband knapp oberhalb des Ohrs um den Kopf und halte es mit der rechten Hand fest, wenn du dich nach rechts drehst. Halte die Dehnung für fünf Sekunden und wechsle dann die Seite.

DENK DRAN!

Damit die Dehnung wirkt, solltest du ein leichtes Ziehen, auf keinen Fall aber Schmerzen empfinden. Gehe mit Hilfsmitteln besonders vorsichtig um, damit du die Muskeln nicht überdehnst und so Gefahr läufst, dich zu verletzen.

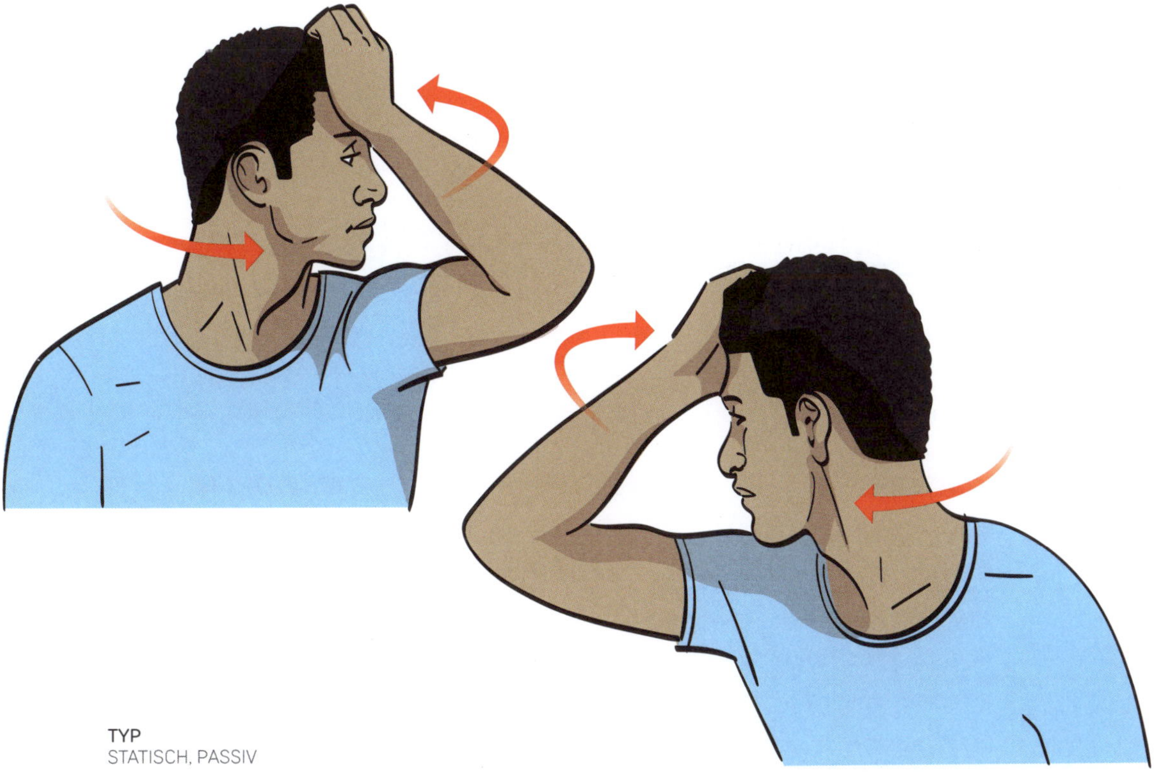

TYP
STATISCH, PASSIV

AUSFÜHRUNG

1. Stelle dich schulterbreit hin oder setze dich aufrecht auf einen Stuhl und lass die Arme locker an den Seiten herunterhängen.
2. Atme tief ein, strecke die Wirbelsäule und achte dabei darauf, die Schultern nicht hochzuziehen.
3. Drehe, während du ausatmest, langsam den Kopf und blicke über die Schulter.
4. Wenn du den Hals weitmöglichst gedreht hast, lege die linke Hand auf die rechte Schläfe und übe sanften Druck aus, bis du eine Position erreichst, die leicht außerhalb deiner Komfortzone liegt.
5. Halte die Dehnung für 15 bis 20 Sekunden und atme dabei ruhig weiter. Kehre dann in die neutrale Position zurück.
6. Führe 3 Wiederholungen aus und wechsle die Seite.

RUNDUMDEHNUNG

MUSKULATUR

Hals: *Sternocleidomastoideus, Scaleni, Levator scapulae, Semispinalis*

Oberer Rücken: *Trapezius*

VORTEILE

Die Übung beansprucht alle sechs Bewegungsebenen des Halses: Beugung nach vorn, Streckung nach hinten, Drehung und Neigung zu beiden Seiten. Es handelt sich um eine hervorragende Übung für Sportler wie Golfer, Basketballspieler oder Tennisspieler, da sie den Bewegungsradius der oberen Wirbelsäule aufrechterhält.

LEVEL UP

Verstärke die Dehnung, indem du mit der Hand in jede Richtung sanften Druck auf den Kopf ausübst.

DENK DRAN!

Wärme die Muskeln vor dem Dehnen immer auf. Eine warme Dusche am Morgen reicht aus, um deine Durchblutung anzuregen und dich auf die Bewegungen vorzubereiten. Du kannst diese Übung auch direkt unter der Dusche ausführen, um deinen Nacken morgens zu entspannen.

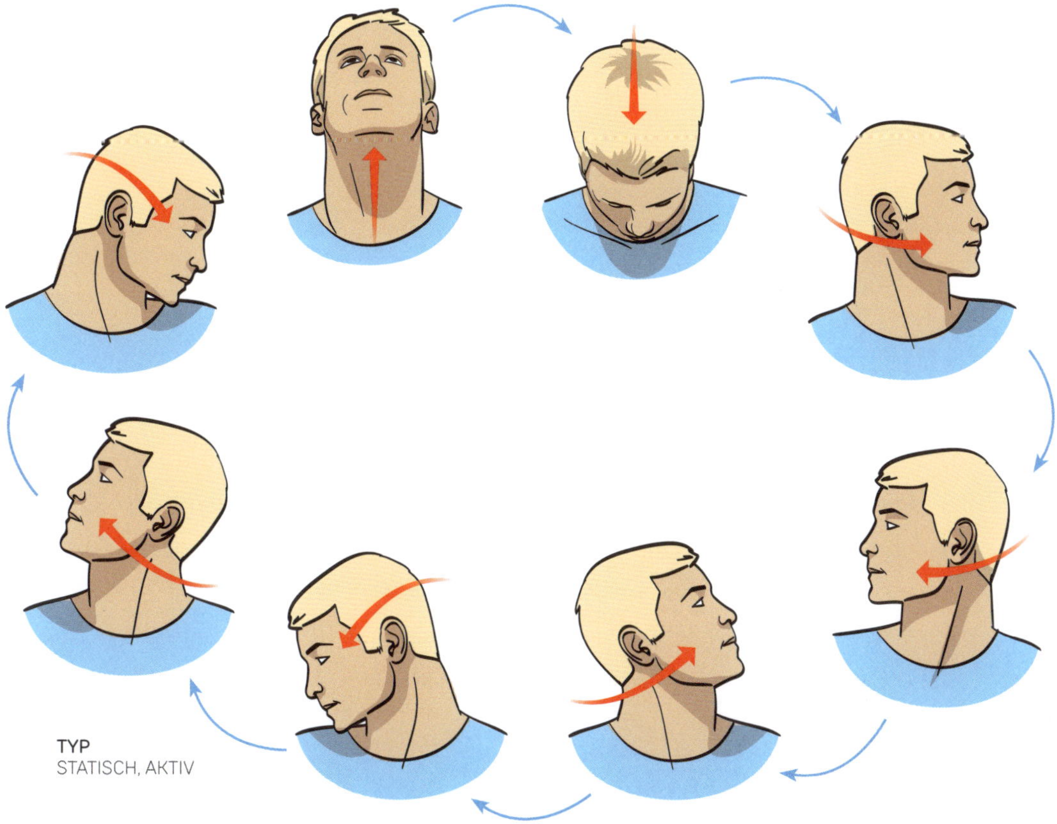

TYP
STATISCH, AKTIV

AUSFÜHRUNG

1. Stelle dich schulterbreit hin oder setze dich aufrecht auf einen Stuhl und lass die Arme locker an den Seiten herunterhängen.
2. Stell dir direkt vor deinem Kopf einen Stern mit vier sich kreuzenden Linien vor: einer horizontalen, einer vertikalen und zwei diagonalen.
3. Stell dir nun vor, wie du mit der Nasenspitze diesen Stern nachzeichnest.
4. Drehe den Kopf dafür langsam nach oben und nach unten, nach links und nach rechts.
5. Hebe dein Kinn diagonal nach oben links und senke es anschließend nach unten rechts.
6. Wiederhole den Bewegungsablauf seitenverkehrt.
7. Kehre in die Ausgangsposition zurück und wiederhole die ganze Übung 3 Mal.

5.
KAPITEL

RÜCKEN

Schmerzen im unteren Rücken sind eine der Hauptursachen für Arbeitsunfähigkeit. Dieser Bereich ist nicht nur sehr oft stark verspannt, sondern auch anfällig für Verletzungen durch Hebe- und Drehbewegungen. Mit Dehnübungen kannst du die Flexibilität und Belastbarkeit deiner Wirbelsäule vom Nacken bis zum Steißbein verbessern.

STELLUNG DES KINDES

MUSKULATUR

Unterer Rücken: *Quadratus lumborum, Erector spinae*

Mittlerer Rücken: *Latissimus dorsi, Unterer Trapezius, Serratus anterior*

VORTEILE

Die Stellung des Kindes eignet sich ausgezeichnet, um die gesamte Wirbelsäule vom unteren Rücken bis zu den Schultern zu lockern. Die richtige Atmung bringt außerdem den Kreislauf in Schwung.

LEVEL UP

Führe den rechten Arm unter der Brust hindurch, sodass er im rechten Winkel zum linken zu liegen kommt. Drehe den Oberkörper leicht nach links, um die Dehnung in der Schulter zu verstärken. Halte sie für 30 Sekunden und wechsle die Seite.

ON THE FLY

Eine tiefe Atmung intensiviert nicht nur die Dehnung, sondern erhöht auch die Lungenkapazität und verbessert die Sauerstoffzirkulation.

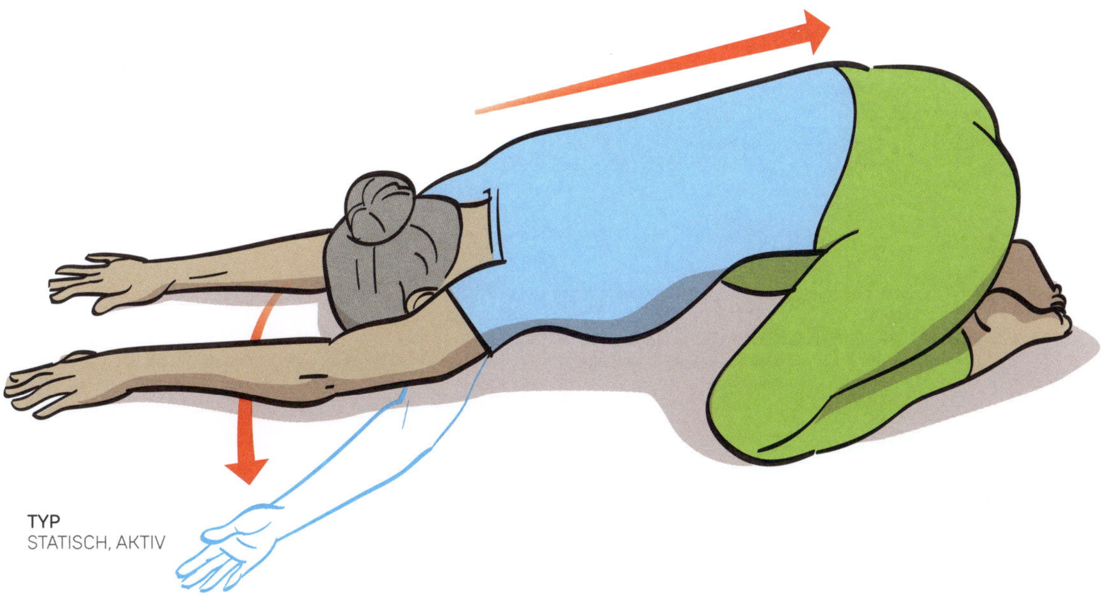

TYP
STATISCH, AKTIV

AUSFÜHRUNG

1. Beginne im Vierfüßlerstand, die Hände unter den Schultern, die Hüfte auf einer Linie mit den Knien.
2. Atme tief ein und senke beim Ausatmen die Hüfte auf die Füße ab.
3. Rutsche auf den Händen nach vorne und strecke die Arme aus.
4. Lege die Stirn auf den Boden und halte die Dehnung für 30 Sekunden.
5. Kehre langsam in die neutrale Position zurück und wiederhole die Übung 3 Mal.

KATZE-KUH

MUSKULATUR

Unterer Rücken: *Quadratus lumborum, Erector spinae*

Mittlerer Rücken: *Latissimus dorsi, unterer Trapezius, Serratus anterior*

Bauch: *Transversus abdominis*

VORTEILE

Katze-Kuh ist eine sichere und einfache Dehnung für den ganzen Körper. Wenn du nach einem guten Stretch für die Morgenstunden suchst, ist diese Yogaübung genau das Richtige für dich. Sie löst außerdem Nackenverspannungen und entlastet den unteren Rücken.

LEVEL UP

Mit der Variante namens Tiger-Pose, die ebenfalls aus dem Yoga stammt, kannst du an deiner Balance arbeiten. Strecke im Vierfüßlerstand dein rechtes Bein nach hinten aus, während du Kopf und Brust hebst. Ziehe, während du den Buckel machst, das Bein nach vorn und berühre mit dem Knie die Stirn. Führe pro Seite zehn Wiederholungen aus.

DENK DRAN!

Bewege dich bei dieser Übung langsam. Stell dir beim Krümmen des Rückens vor, wie du einen Wirbel nach dem anderen bewegst, und ziehe die Schultern von den Ohren weg.

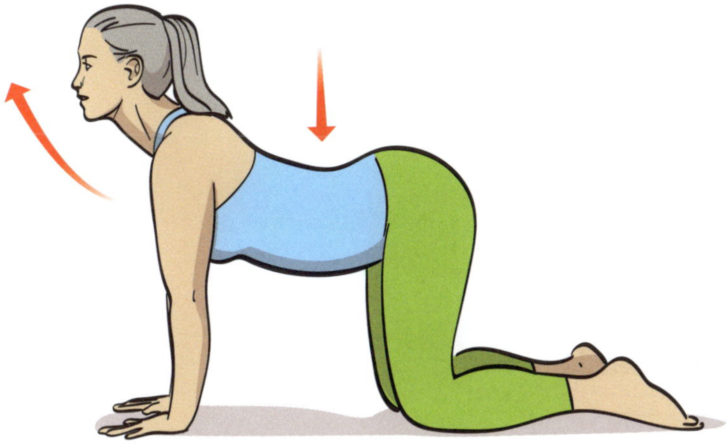

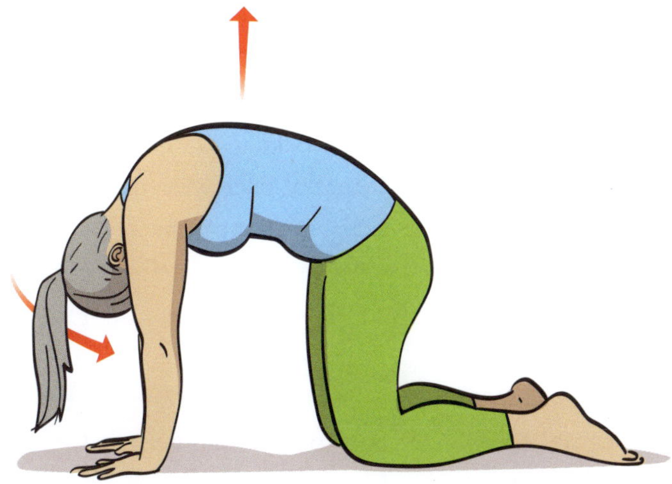

TYP
DYNAMISCH

AUSFÜHRUNG

1. Beginne im Vierfüßlerstand, die Hände unter den Schultern, die Hüfte auf einer Linie mit den Knien. Ziehe die Schulterblätter nach hinten und strecke die Wirbelsäule.
2. Atme ein, drücke den Bauch in Richtung Boden und hebe den Blick.
3. Ziehe beim Ausatmen den Bauch ein, drücke den Rücken nach oben und das Kinn auf die Brust. Stell dir vor, dein Körper hat die Form eines umgedrehten U.
4. Halte die Dehnung kurz und kehre dann in die neutrale Position zurück.
5. Führe 10 bis 15 Wiederholungen aus.

SEITLICHE DEHNUNG

MUSKULATUR

Rücken: *Latissimus dorsi, Teres major, Teres minor, Erector spinae*

Bauch: *Schrägmuskulatur*

VORTEILE

Wir tun vieles immer mit der gleichen Körperhälfte und überanspruchen so unsere Muskulatur. Diese Dehnung verlängert auf beiden Seiten die Rückenmuskulatur. Du kannst sie individuell anpassen, je nachdem, welche Seite stärker gedehnt werden soll.

LEVEL UP

Verstärke die Dehnung, indem du die Hände höher am Türrahmen anlegst. So kannst du noch mehr Muskeln beanspruchen.

ON THE FLY

Diese effektive Dehnübung kannst du überall ausführen, wo du einen Türrahmen findest.

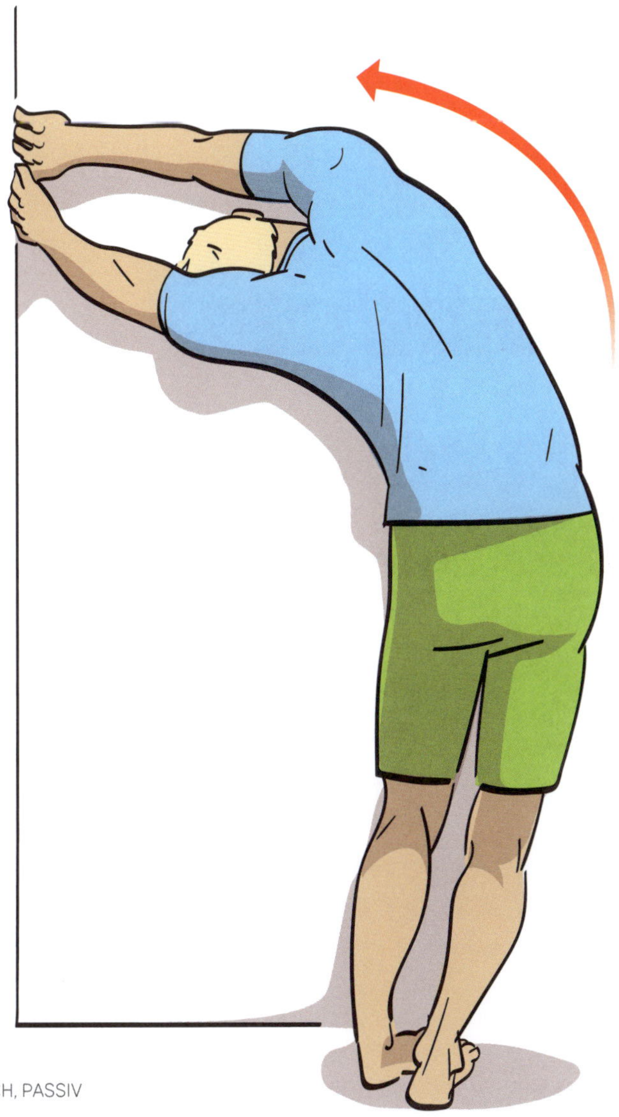

TYP
STATISCH, PASSIV

AUSFÜHRUNG

1. Stelle dich mit geschlossenen Füßen im Abstand von etwa einer Armlänge neben einen Türrahmen, die linke Seite schaut zum Rahmen.
2. Richte dich gerade aus, greife mit beiden Händen etwa in Schulterhöhe nach dem Rahmen, die rechte Hand dabei oberhalb der linken.
3. Drücke die Hüfte nach rechts, sodass du dich vom Türrahmen wegziehst.
4. Halte für 30 Sekunden, führe auf jeder Seite 3 Wiederholungen aus.

RÜCKENDEHNUNG AN DER WAND

MUSKULATUR

Oberer Rücken: *Latissimus dorsi, Trapezius*

Hals: *Levator scapulae, Splenius capitis*

VORTEILE

Eine krumme Körperhaltung kann oft zu Schmerzen im oberen Rückenbereich führen, ebenso wie stundenlanges Sitzen am Schreibtisch oder im Auto. Diese einfache Dehnung wirkt auf die Muskeln im oberen und mittleren Rücken ein. Die Muskeln entlang der Wirbelsäule werden gedehnt, der Druck zwischen den Schulterblättern lässt nach.

LEVEL UP

Du kannst zusätzlich auch den Nacken dehnen, indem du den Kopf vorsichtig auf die rechte Seite drehst. Halte ihn für fünf Sekunden in dieser Position und wiederhole den Vorgang auf der linken Seite.

DENK DRAN!

Stell dir vor, jemand zieht dich von der Wand weg. Halte den Rücken gerade und versuche, Arme und Wirbelsäule lang zu ziehen, während du Kopf und Schultern senkst.

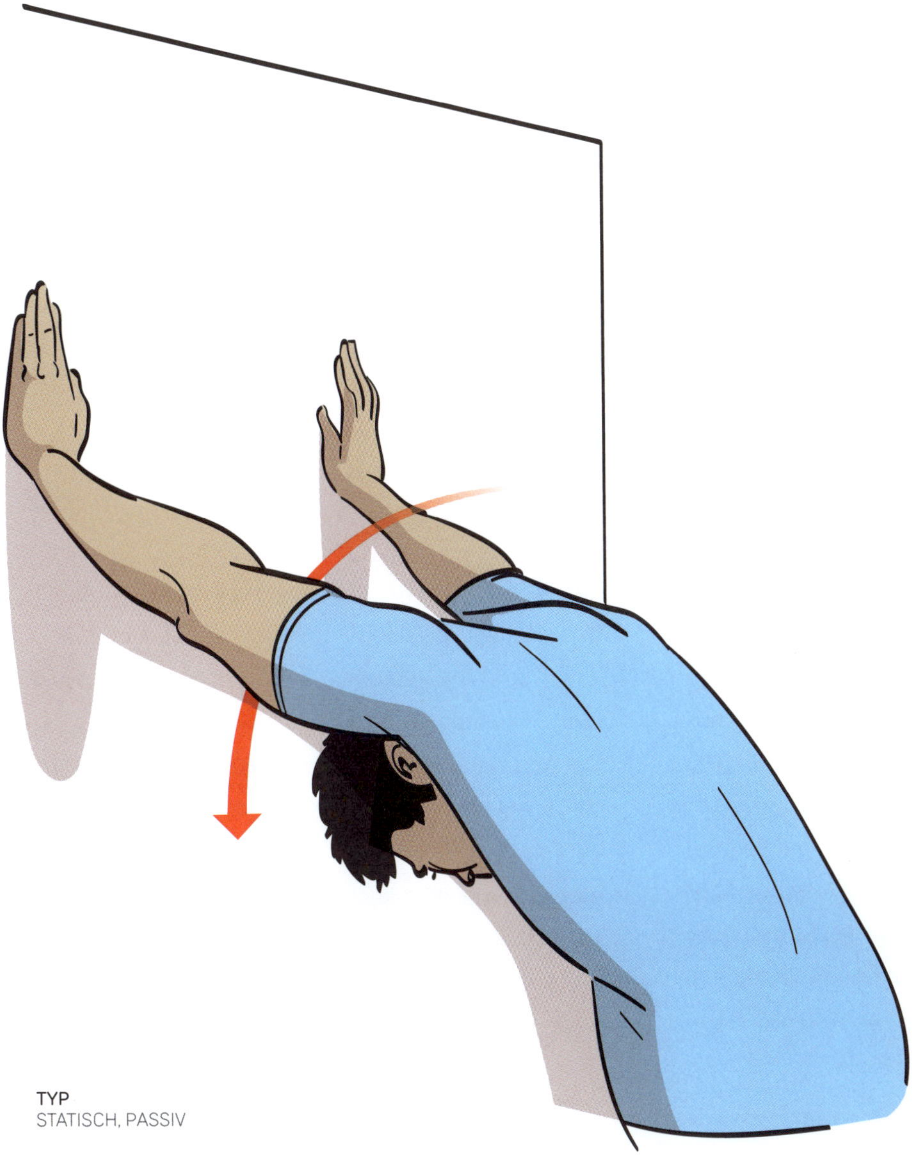

TYP
STATISCH, PASSIV

AUSFÜHRUNG

1. Stelle dich schulterbreit vor eine Wand.
2. Drücke die Hände auf Schulterhöhe gegen die Wand.
3. Stelle dich ungefähr 60 cm von der Wand entfernt hin.
4. Richte den Blick auf die Füße und ziehe die Schultern von der Wand weg, während du die Hände fest an die Wand drückst.
5. Halte für 30 Sekunden und führe 3 Wiederholungen aus.

HALBE VORBEUGE

MUSKULATUR

Oberer Rücken: *Trapezius*

Hals: *Levator scapulae, Semispinalis, Splenius capitis*

VORTEILE

Auch wenn du bei dieser Übung nicht kopfstehst, wirst du doch spüren, wie das Blut durch den gesenkten Kopf in Wallung gerät. Diese sanfte Dehnung lindert auch das Engegefühl im oberen Rücken und hilft dir beim Stressabbau.

LEVEL UP

Verschränke die Hände hinter dem Rücken und führe die Übung ansonsten wie beschrieben durch. Du wirst spüren, dass die Dehnung ein wenig intensiver ist.

DENK DRAN!

Gerade bei dynamischen Übungen wie dieser ist es wichtig, dass du den Atem mit der Bewegung synchronisierst. Bewege dich sanft bei jedem Atemzug, senke den Kopf beim Ausatmen und hebe ihn beim Einatmen.

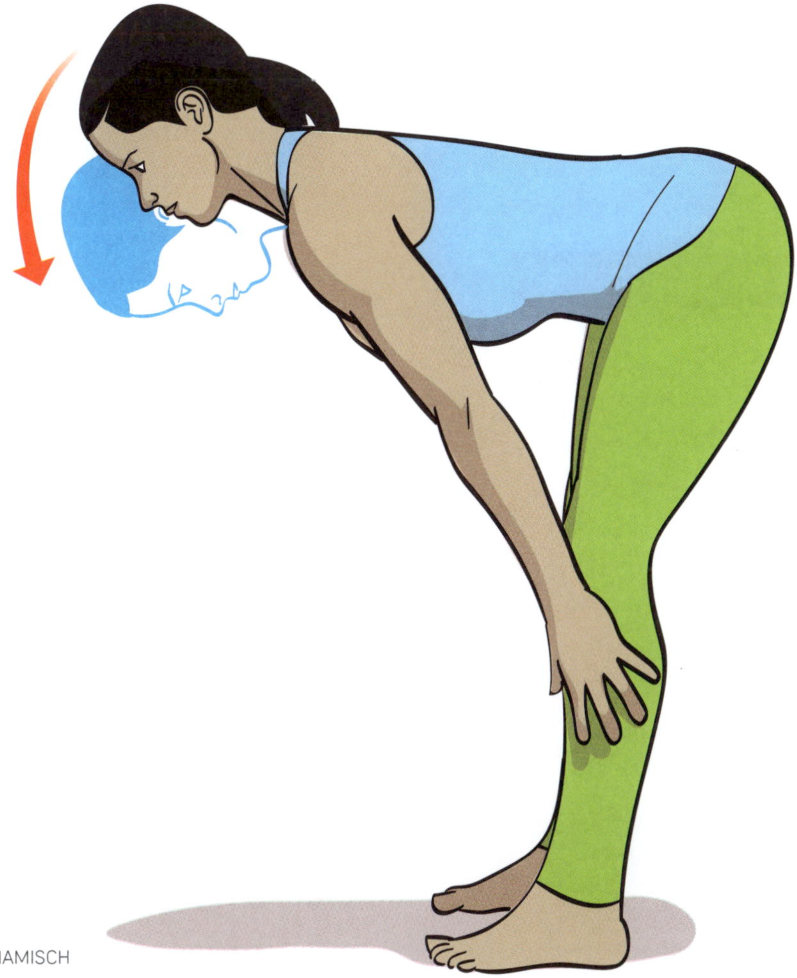

TYP
DYNAMISCH

AUSFÜHRUNG

1. Stelle dich schulterbreit hin.
2. Beuge dich langsam nach vorn und lege die Hände oberhalb der Knie auf die Oberschenkel.
3. Atme ein, halte den Rücken gerade und ziehe die Schulterblätter zusammen.
4. Senke beim Ausatmen den Blick und schaue auf die Knie.
5. Halte die Dehnung kurz und wiederhole die Übung dann 10 bis 20 Mal.

BÄRENUMARMUNG

MUSKULATUR

Oberer Rücken: *Rhomboiden, Trapezius*

Schultern: *Hinterer Deltamuskel*

VORTEILE

Es geht nichts über die Bärenumarmung, um Verspannungen zwischen den Schulterblättern zu lösen. Diese Dehnung kann auch mit Bursitis verbundene Steifheit lindern.

LEVEL UP

Führe die Übung wie gehabt aus, nur dass du dein Kinn in Richtung Brust kippst und 20 Sekunden lang hältst. Diese Variation verlängert die Muskeln zusätzlich.

ON THE FLY

Wenn du im Flugzeug oder Zug sitzt und sich eine Verspannung anbahnt, kannst du diese Dehnung ausführen, um den Bereich zwischen den Schulterblättern zu lockern.

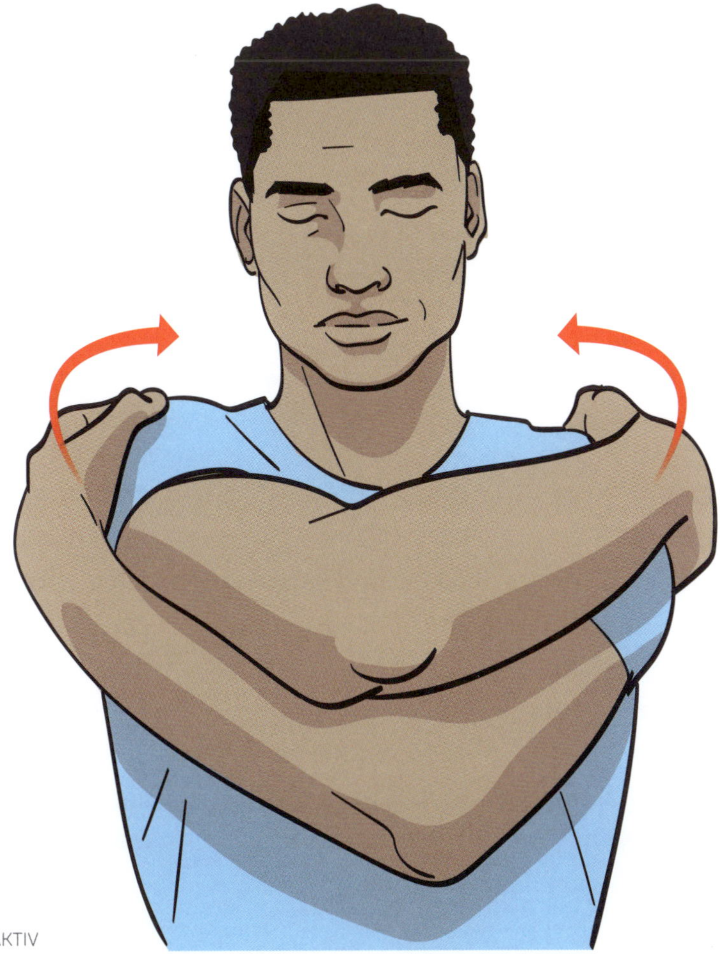

TYP
STATISCH, AKTIV

AUSFÜHRUNG

1. Stelle dich aufrecht und bequem hin.
2. Verschränke die Arme vor der Brust und greife mit den Händen nach dem jeweils entgegengesetzten Schulterblatt.
3. Drücke gegen die Schulterblätter und hebe deine Ellenbogen auf Schulterhöhe an.
4. Ziehe die Schultern vom Körper weg und halte für 20 bis 30 Sekunden.
5. Lass los und führe die Übung mit dem anderen Arm oben aus. Wiederhole die Übung 2 Mal pro Seite.

ROTATION IM VIERFÜSSLERSTAND

MUSKULATUR

Oberer und mittlerer Rücken: *Trapezius, Latissimus dorsi*

Bauch: *Schrägmuskulatur*

VORTEILE

Für Drehbewegungen des Oberkörpers bist du auf eine bewegliche Brustwirbelsäule angewiesen. Genau diese wird bei dieser Übung gefordert und so erhöht sich deine Beweglichkeit im Alltag – ob du nun über einen Tisch greifst, einen Ball wirfst oder Samba tanzt.

LEVEL UP

Führe die Übung wie beschrieben aus, aber setze dich auf die Fersen, wenn du den Arm hebst. Das verleiht deiner Wirbelsäule Extra-Länge.

DENK DRAN!

Statt die Gelenke zu drehen, solltest du die Bewegung nur aus der Brustwirbelsäule heraus ausführen. Hole keinen Schwung mit dem Ellenbogen, führe die Bewegung kontrolliert aus und halte die Hüfte stabil.

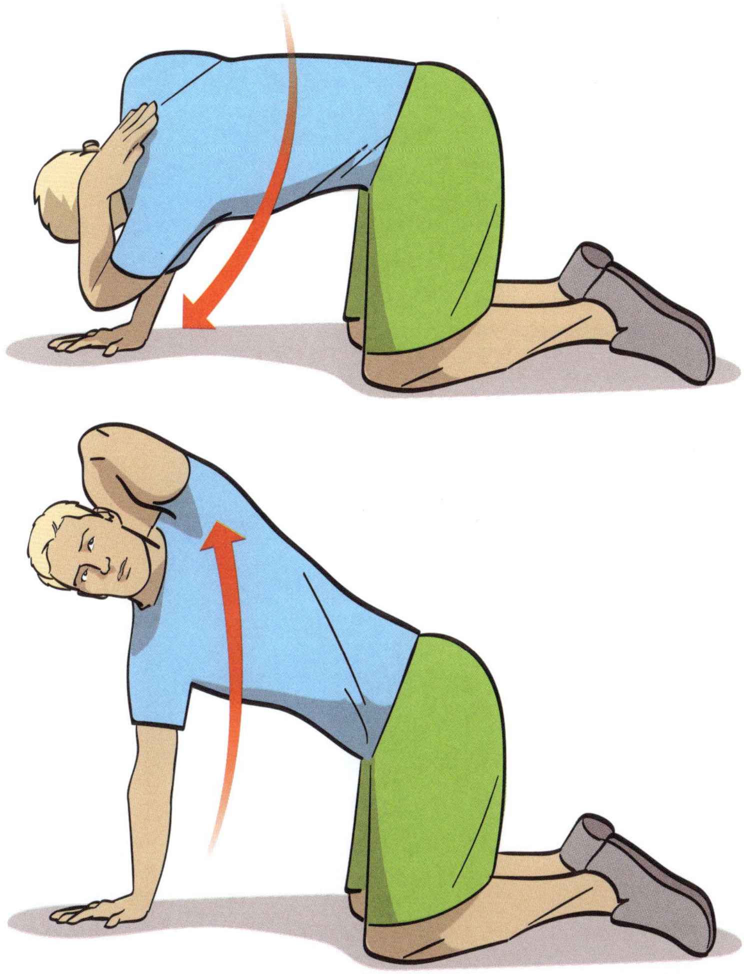

TYP
DYNAMISCH

AUSFÜHRUNG

1. Beginne im Vierfüßlerstand, die Hände unter den Schultern, die Hüfte auf einer Linie mit den Knien.
2. Lege die linke Hand hinter den Kopf und hebe den Ellenbogen an.
3. Rotiere beim Einatmen langsam die Brustwirbelsäule und führe den linken Ellenbogen in Richtung Boden. Deine Hüfte bleibt dabei stabil und der Nacken in einer Linie mit der Wirbelsäule.
4. Drehe dich beim Ausatmen langsam zurück und richte den Ellenbogen zur Decke aus.
5. Führe 10 Wiederholungen auf jeder Seite aus.

KNIE ZUR BRUST

MUSKULATUR

Unterer Rücken: *Quadratus lumborum, Erector spinae*

Gesäß: *Gluteus maximus*

VORTEILE

Diese einfache, wohltuende Dehnung löst Verspannungen und Steifheit im unteren Rücken. Wenn du den ganzen Tag auf den Beinen warst, wirst du diese entspannende Übung genießen, mit der du die Lücken zwischen den unteren Wirbeln aufdehnst und die Durchblutung im Rücken verbesserst.

LEVEL UP

Lege eine gefaltete Decke oder ein Handtuch unter deine Hüfte, um die Dehnung in der unteren Wirbelsäule zu verstärken. Strecke das gebeugte Bein vorsichtig, um die Dehnung im hinteren Oberschenkel zu verstärken.

DENK DRAN!

Presse den unteren Rücken die ganze Zeit in den Boden. Wenn du während der Übung Schmerzen hast, kannst du auch beide Beine beugen, statt ein Bein auszustrecken.

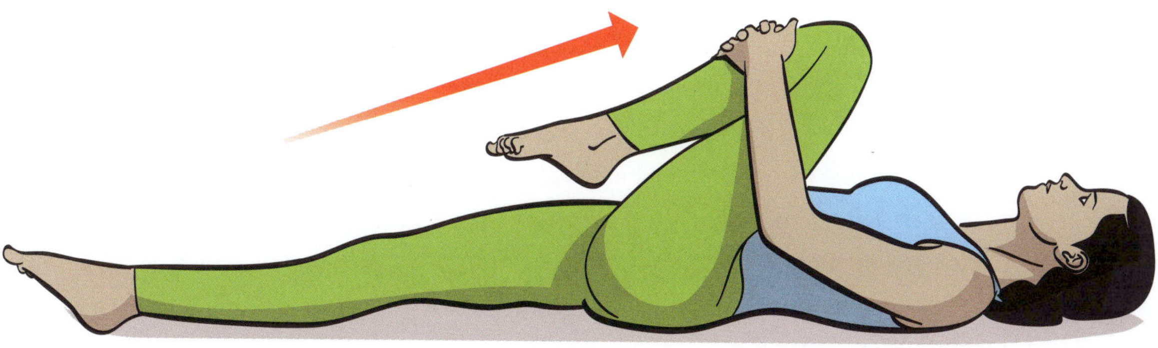

TYP
STATISCH, PASSIV

AUSFÜHRUNG

1. Lege dich mit angewinkelten Beinen auf den Boden.
2. Ziehe das linke Knie an und halte das Bein am Schienbein fest. Ziehe das Knie vorsichtig zur Brust.
3. Strecke dein rechtes Bein auf dem Boden aus.
4. Halte die Dehnung für 15 bis 20 Sekunden und kehre dann in die neutrale Position zurück.
5. Führe auf jeder Seite 3 Wiederholungen aus.

KNIE ZUR BRUST ZWEIBEINIG

MUSKULATUR

Unterer Rücken: *Quadratus lumborum, Erector spinae*

Gesäß: *Gluteus maximus*

VORTEILE

Dies ist eine der sanftesten und gleichzeitig effektivsten Übungen zur Entlastung der Wirbelsäule. Indem du die Beine zur Brust ziehst und den Rücken langsam über den Boden rollst, schenkst du dir selbst eine wohltuende Massage. Diese Übung wirkt Wunder bei Schmerzen im unteren Rücken.

LEVEL UP

Probiere Folgendes für eine sanfte Massage der Wirbelsäule aus: Halte die Knie mit beiden Händen fest und rolle langsam Wirbel für Wirbel vor und zurück.

DENK DRAN!

Diese Dehnung soll entspannend, nicht schmerzhaft sein. Wenn du chronische Schmerzen im unteren Rücken hast, dann sei besonders vorsichtig, um deine Beschwerden nicht zu verschlimmern.

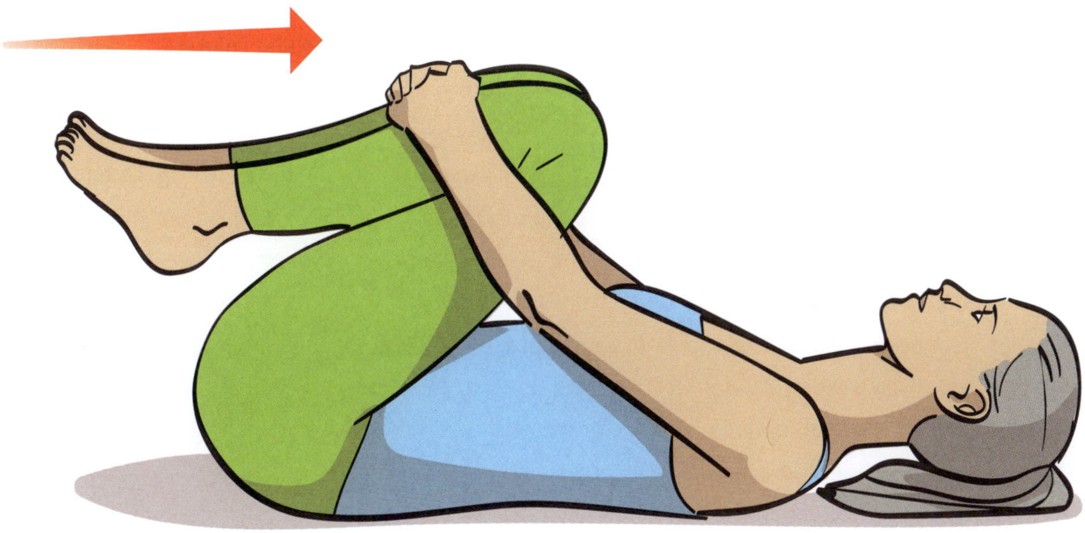

TYP
STATISCH, PASSIV

AUSFÜHRUNG

1. Lege dich mit angewinkelten Beinen auf den Boden.
2. Führe ein Bein nach dem anderen zur Brust und halte die Schienbeine direkt unter den Knien mit den Händen.
3. Drücke die Knie sanft an die Brust und bleibe für 15 Sekunden so.
4. Kehre in die neutrale Position zurück und führe 3 Wiederholungen aus.

ROTATION DES UNTEREN RÜCKENS

MUSKULATUR

Unterer Rücken: *Quadratus lumborum, Erector spinae*

Bauch: *Transversus abdominis, Schrägmuskulatur*

VORTEILE

Chronische Schmerzen im unteren Rücken gehören mit zu den größten Problemen in unserer Gesellschaft, in der Sitzen die Regel ist. In diesem Bereich beweglich zu bleiben, kann die Schmerzen minimieren und die funktionelle Beweglichkeit verbessern, die Haltung neu ausrichten und Verletzungen vorbeugen.

LEVEL UP

Intensiviere die Dehnung, indem du die Beine überschlägst und dann zur Seite absenkst. Das wirst du sowohl im unteren Rücken als auch im Gesäß spüren.

DENK DRAN!

Drücke die Knie zusammen, um mehr von dieser Übung zu haben. Falls sich deine Knie immer wieder voneinander lösen, lege ein kleines zusammengerolltes Handtuch dazwischen und übe mit den Knien Druck darauf aus.

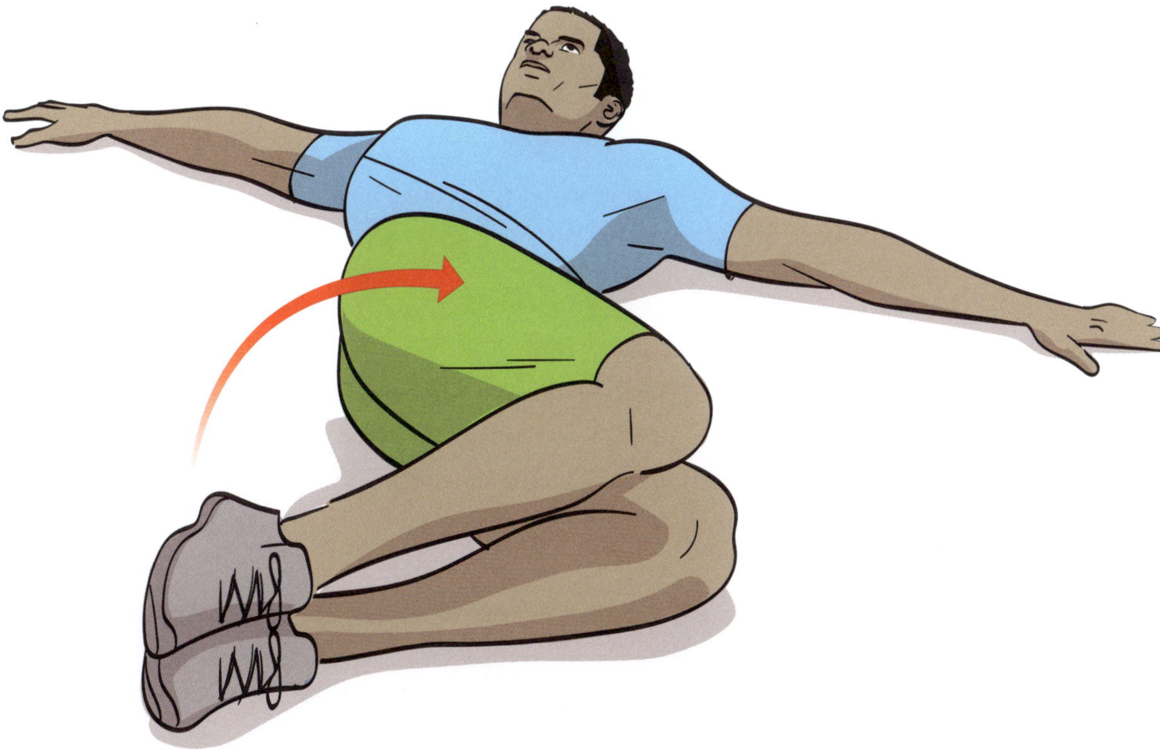

TYP
DYNAMISCH

AUSFÜHRUNG

1. Lege dich mit angewinkelten Beinen auf den Boden und strecke beide Arme zur Seite aus, die Handflächen zeigen nach oben.
2. Drücke Knie und Füße zusammen und senke die Knie, so weit es geht, ohne dass du verkrampfst, nach links ab.
3. Drücke Arme und Hände in den Boden.
4. Halte die Dehnung für 20 bis 30 Sekunden, kehre in die neutrale Position zurück und wiederhole den Vorgang auf der anderen Seite.

DAS OFFENE BUCH

MUSKULATUR

Mittlerer Rücken: *Quadratus lumborum, Erector spinae*

Gesäß: *Gluteus medius*

Bauch: *Schrägmuskulatur*

VORTEILE

Diese Übung öffnet den Brustkorb und macht die Brustwirbelsäule beweglicher. Wenn du unter einer schlechten Haltung leidest und ständig die Schultern hängen lässt, kannst du mit dieser Übung deine Körperhaltung verbessern.

LEVEL UP

Diese Übung kannst du auch dynamisch ausführen. Lege dich dazu mit angewinkelten Knien auf die linke Seite und übe mit der linken Hand Druck auf den rechten Oberschenkel aus. Strecke den rechten Arm in einer Linie mit der Schulter auf dem Boden aus und hebe ihn dann über den Kopf auf die andere Seite. Halte diese Position für einige Sekunden und wiederhole den Vorgang auf der anderen Seite.

DENK DRAN!

Deine Schultern sollten bei der Drehung des Körpers auf dem Boden bleiben. Du kannst dir mit der Hand, die auf dem Brustkorb liegt, selbst bei der Drehung Unterstützung geben.

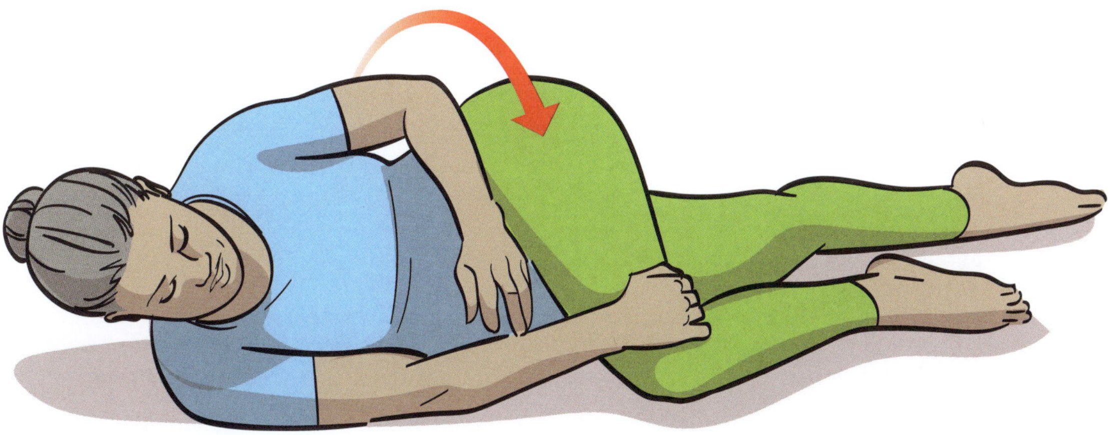

TYP
STATISCH, PASSIV

AUSFÜHRUNG

1. Lege dich auf die rechte Seite, die Knie angewinkelt, die Beine übereinander.
2. Drücke die rechte Hand auf den linken Oberschenkel und strecke das untere Bein gerade aus.
3. Lege die linke Hand auf die rechte Seite des Bauchs und atme tief ein.
4. Drehe den Oberkörper so weit wie möglich nach links, halte die Position.
5. Führe auf jeder Seite 3 Wiederholungen aus.

6.
KAPITEL

SCHULTERN & BRUST

In den Schultern sammelt sich oft unser ganzer Alltagsstress an. Wir ziehen sie hoch, sind konstant angespannt. Dadurch verkrampft sich der Brustkorb und wölbt sich nach innen. Die folgenden Dehnungen helfen dabei, die beiden Bereiche wieder zu entspannen, zu öffnen und eine aufrechte Haltung einzunehmen.

BRUST-STRETCH

MUSKULATUR
Vordere Schulter: *Vordere Deltamuskeln*
Brust: *Pectoralis*

VORTEILE

Diese sanfte Dehnung entspannt deine vorderen Schultern, öffnet den Brustkorb und dehnt den Hals. Wenn du dich gestresst fühlst oder einfach mal deine vordere Körperhälfte öffnen willst, ist dies die richtige Übung für dich.

LEVEL UP

Für eine noch intensivere Dehnung entlang der Wirbelsäule neigst du den Kopf langsam nach vorn und legst dein Kinn auf die Brust. Dann lege den Kopf in den Nacken und richte den Blick zur Decke.

ON THE FLY

Diese Übung kannst du zu Hause, im Büro oder wo immer du dich gerade befindest ausführen.

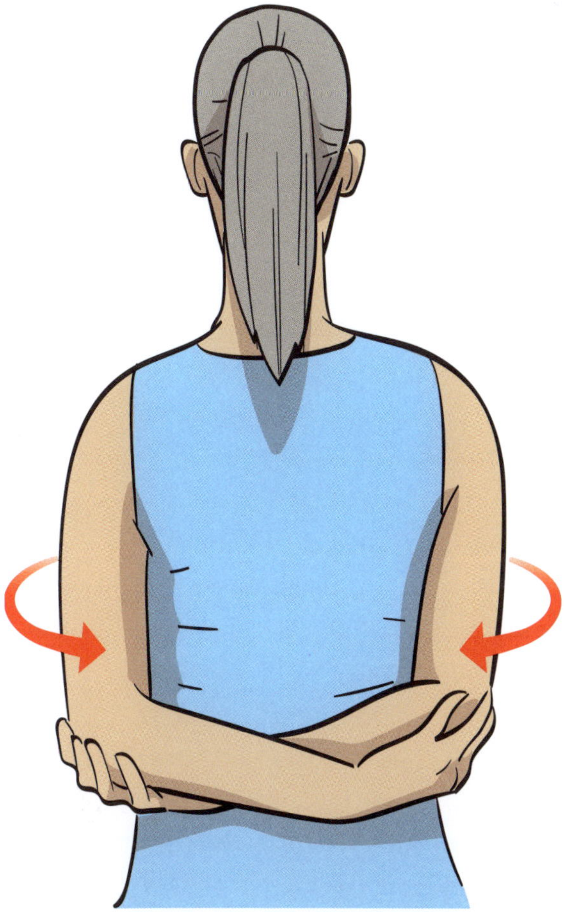

TYP
STATISCH, AKTIV

AUSFÜHRUNG

1. Setze dich bequem hin, entweder auf den Boden oder auf einen Stuhl. Lege die Hände auf deine Oberschenkel und atme tief ein.
2. Rolle beim Ausatmen die Schultern nach hinten unten und strecke den Hals.
3. Beuge den rechten Arm und führe ihn auf Höhe der Hüfte hinter den Rücken. Der linke Arm folgt.
4. Ergreife den jeweils anderen Unterarm und wandere mit den Händen langsam immer weiter in Richtung Ellenbogen.
5. Öffne die Brust und atme für 30 bis 45 Sekunden tief ein und aus.

ARM-STRETCH IM LIEGEN

MUSKULATUR

Ganzer Körper

VORTEILE

Versuch es doch mal mit dieser Übung, wenn deine Bauchmuskulatur nicht kräftig genug ist, wenn du Nackenverspannungen oder eine nicht ganz so gute Haltung hast. Nimm dir ein paar Minuten Zeit, um deinen Körper zu spüren.

LEVEL UP

Wenn du die Arme und Beine noch weiter öffnest, wird diese Dehnung noch intensiver. Drücke den Rücken in den Boden und atme 45 bis 60 Sekunden lang tief ein und aus.

DENK DRAN!

Auch wenn diese Übung zur Entspannung einlädt, achte darauf, deine Schultern nicht in Richtung Nacken wandern zu lassen. Ziehe den Kopf weg von der Brust, um den Nacken zu dehnen.

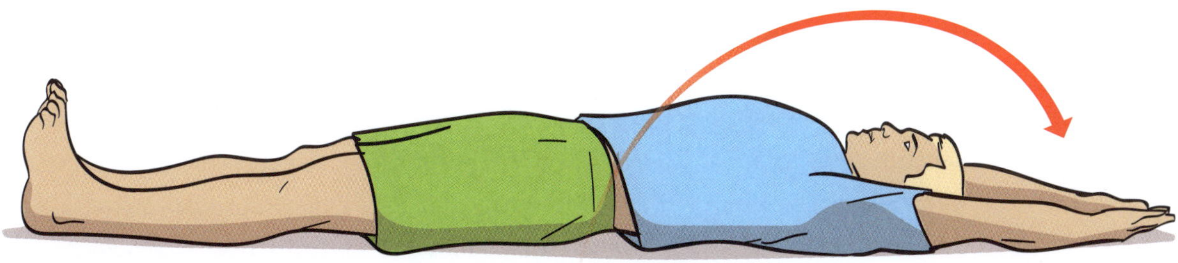

TYP
STATISCH, AKTIV

AUSFÜHRUNG

1 Suche dir einen harten Untergrund, auf dem du dich mit ausgestreckten Armen und Beinen hinlegen kannst.
2 Strecke die Arme zur Seite aus, die Handflächen zeigen nach oben. Führe sie nun langsam über den Boden bis über deinen Kopf, bis sie diagonal ausgerichtet sind.
3 Schiebe die Füße hüftbreit auseinander, sodass dein Körper ein X bildet.
4 Ziehe die Gliedmaßen von deinem Körper weg und erzeuge so einen Widerstand.
5 Halte die Position für 30 bis 60 Sekunden.

ARMKREISEN

MUSKULATUR

Schultern: *Deltamuskeln*

Rotatorenmanschetten

Oberer Rücken: *Trapezius, Rhomboiden*

VORTEILE

Deine Arme kreisen zu lassen, verschafft dir Energie und erhöht gleichzeitig den Bewegungsradius in den Rotatorenmanschetten. Wenn du einen steifen Nacken oder verspannte Schultern hast, dann hilft dir diese Übung dabei, Verspannungen zu lösen.

LEVEL UP

Beschreibe mit den Armen noch größere Kreise, um dich noch mehr zu fordern und deinen Brustkorb zu dehnen. Wenn du fortgeschritten bist, kannst du auch kleine Gewichte in die Hand nehmen.

DENK DRAN!

Die richtige Atmung sorgt für bessere Ergebnisse. Obwohl es sich um eine dynamische Dehnübung handelt, solltest du den Oberkörper ruhig halten und die Bewegung kontrolliert ausführen.

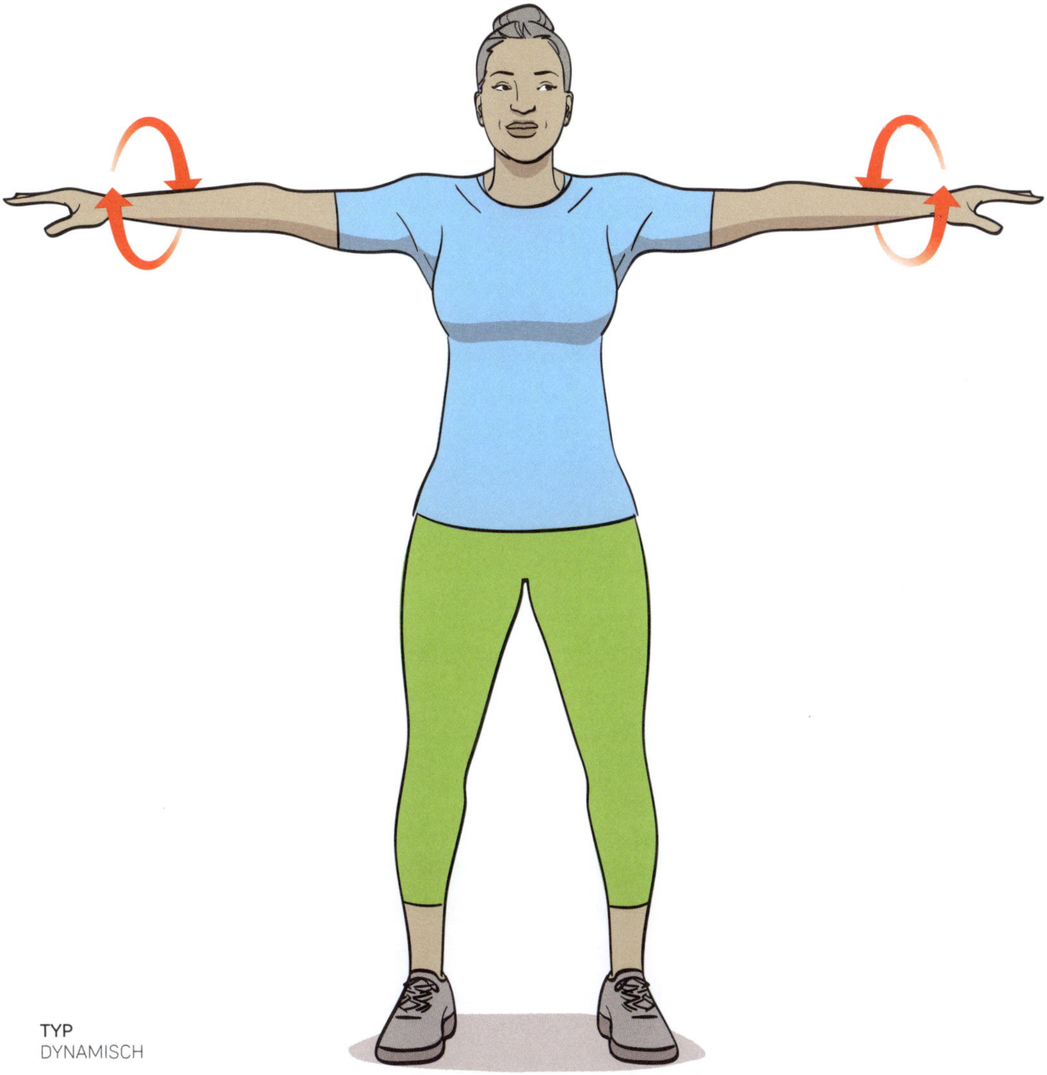

TYP
DYNAMISCH

AUSFÜHRUNG

1. Stelle dich hüftbreit hin, die Arme hängen locker herunter.
2. Führe die Arme in einem eleganten Schwung nach oben und außen und drücke dabei die Ellenbogen durch.
3. Beschreibe mit ausgestreckten Armen kleine Kreise.
4. Wechsle nach fünf Kreisen die Richtung.

BRUSTÖFFNER AN DER WAND

MUSKULATUR

Brust: *Oberer Pectoralis*

Vordere Schulter: *Vordere Deltamuskeln*

VORTEILE

An einer Wand ausgeführt, öffnet diese Dehnung den Brustkorb und dehnt die Schultermuskulatur. Kraftsportler, die vor allem an ihrer Brustmuskulatur arbeiten, werden besonders von diesem Stretch profitieren. Auch Haltungsschäden lassen sich damit ausgleichen.

LEVEL UP

Lege den linken Arm etwas weiter nach links an die Wand, um die Dehnung im Brustkorb zu intensivieren. Dadurch ist eine tiefere Dehnung möglich. Wenn du dabei über die rechte Schulter blickst, dehnst du auch noch den Nacken.

DENK DRAN!

Spanne den Bauch an und stehe mit beiden Beinen fest auf dem Boden, um den Körper bei dieser Übung zu unterstützen.

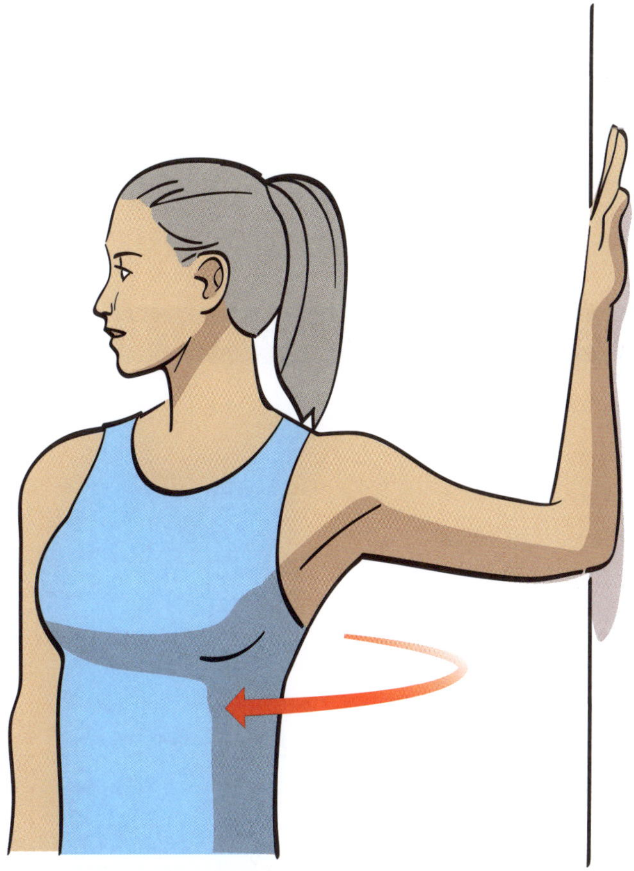

TYP
STATISCH, PASSIV

AUSFÜHRUNG

1. Stelle dich hüftbreit in etwa 30 cm Entfernung vor eine Wand.
2. Hebe den linken Arm nach vorne und beuge den Ellenbogen im rechten Winkel.
3. Drücke Unterarm und Hand gegen die Wand. Der Ellenbogen sollte sich etwa auf Schulterhöhe befinden.
4. Verlagere das Gewicht auf den linken Fuß und mach mit dem rechten einen Schritt zurück. Deine Füße sollten parallel zur Wand und die linke Körperseite der Wand zugewandt sein.
5. Übe mit dem Arm Druck auf die Wand aus und drehe den Oberkörper nach rechts.
6. Halte die Position für 15 bis 30 Sekunden und atme ruhig weiter.
7. Wechsle die Seite und führe jeweils 3 Wiederholungen aus.

SCHMETTERLING GEBEUGT

MUSKULATUR

Hintere Schultern: *Hintere Deltamuskeln*

Brust: *Pectoralis*

Oberer Rücken: *Trapezius*

Oberarme: *Bizeps*

VORTEILE

Der Schwerpunkt dieser Dehnung liegt darauf, Hände und Arme nach der Körpermitte auszurichten. Durch die Öffnungs- und Schließbewegung werden die Brustmuskeln gedehnt und die Beweglichkeit der Schulter verbessert.

LEVEL UP

Halte die Dehnung kurz, sobald sich deine Unterarme berühren, beuge den Kopf langsam nach vorne und führe dein Kinn zwischen den Armen zur Brust. Atme für 15 bis 30 Sekunden ruhig weiter, während du die Position hältst.

DENK DRAN!

Halte die Ellenbogen während der gesamten Bewegung auf Schulterhöhe. Falls du es nicht schaffst, dass sich die Unterarme berühren, führe zunächst nur deine Handflächen zusammen und arbeite dich dann langsam vor.

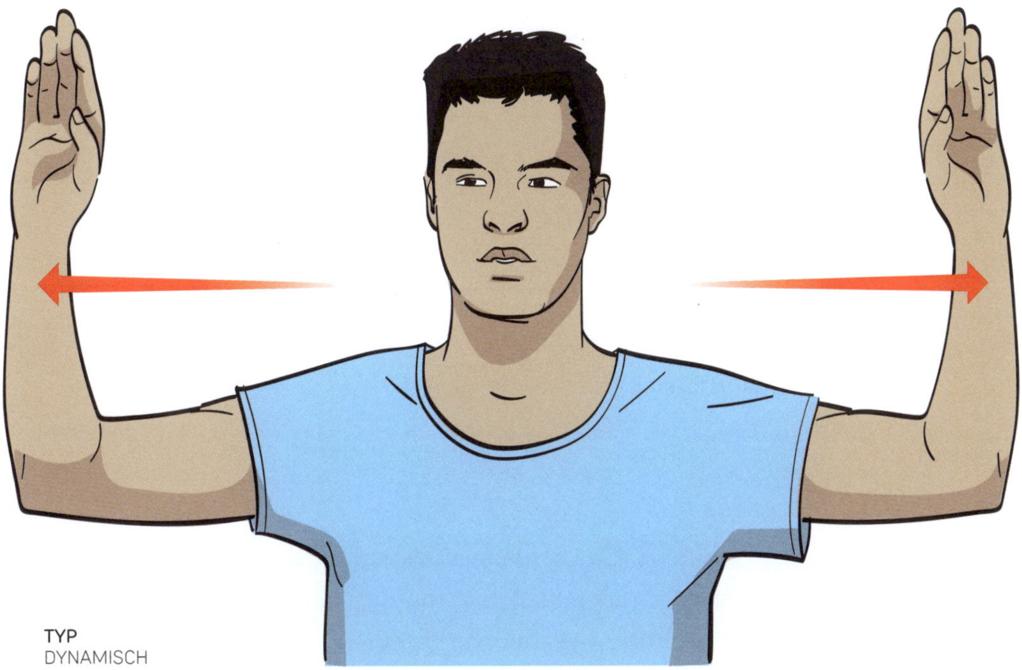

TYP
DYNAMISCH

AUSFÜHRUNG

1. Stelle dich schulterbreit aufrecht hin.
2. Strecke die Arme zur Seite aus, die Handflächen zeigen nach vorn.
3. Beuge die Ellenbogen so, dass jeder Arm einen rechten Winkel bildet und die Finger zur Decke zeigen. Atme tief ein.
4. Bringe die Arme beim Ausatmen nach vorne und drücke die Unterarme vor dem Kopf aneinander.
5. Atme in dieser Position ein und öffne die Arme beim Ausatmen.
6. Führe 10 Wiederholungen aus.

ELLENBOGENKREISEN

MUSKULATUR

Schultern: *Deltamuskeln*

Rotatorenmanschetten

Brust: *Pectoralis*

Oberer Rücken: *Trapezius*

VORTEILE

Diese Dehnung wirkt auf alle Schultermuskeln und eignet sich hervorragend zur Verbesserung der Beweglichkeit. Wegen der kreisenden Bewegung kannst du dich mit dieser Übung gut aufwärmen und die seitliche Muskulatur dehnen.

LEVEL UP

Intensiviere die Dehnung, indem du die Kreise vergrößerst und zu Beginn der Dehnung die Ellenbogen zusammendrückst. Wenn sich die Ellenbogen bei den Kreisbewegungen vor der Brust begegnen, sollten sie einander kurz berühren.

DENK DRAN!

Achte bei der Ausführung der Kreisbewegung genau auf den Bewegungsradius deiner Schultern. Oft ist eine Schulter verspannter als die andere. Die Bewegungen solltest du dennoch symmetrisch ausführen.

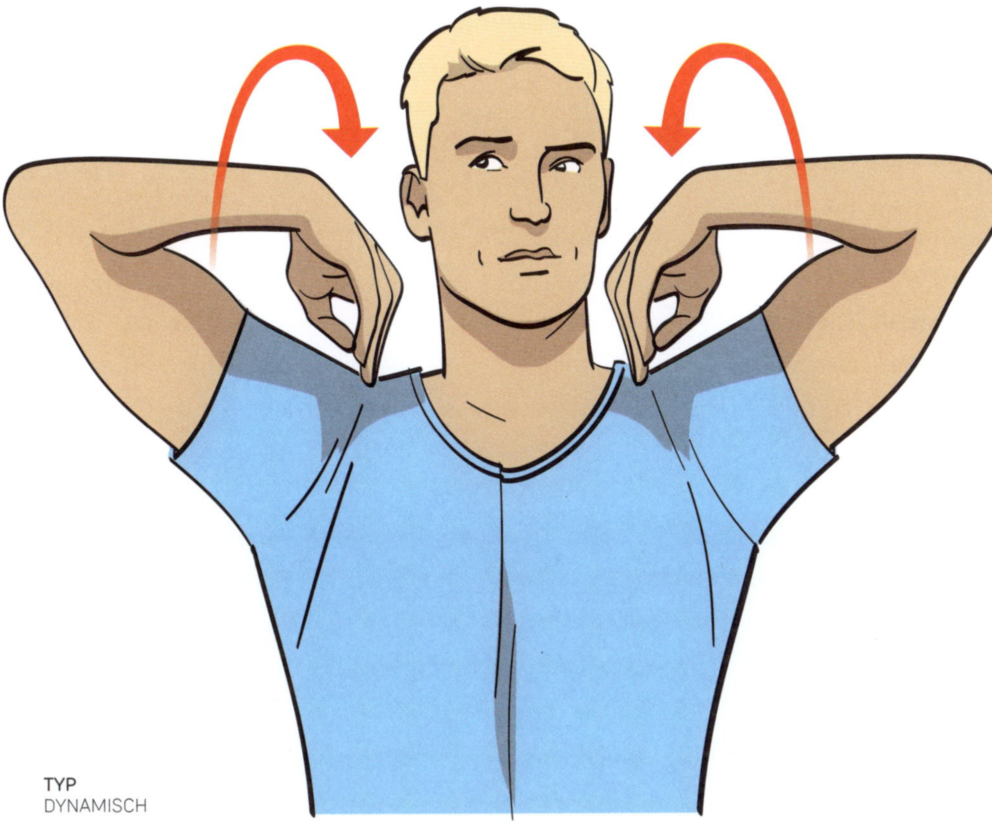

TYP
DYNAMISCH

AUSFÜHRUNG

1. Berühre mit den Fingerspitzen die Schultern und richte die Ellenbogen wie Flügel zur Seite aus.
2. Beschreibe mit beiden Armen gleichzeitig kleine Kreise, zuerst nach vorne, dann nach hinten.
3. Führe 10 Wiederholungen aus, bevor du die Richtung wechselst.

BRUSTÖFFNER MIT VERSCHRÄNKTEN HÄNDEN

MUSKULATUR

Vordere Schulter: *Vordere Deltamuskeln*

Brust: *Pectoralis*

VORTEILE

Erlange ein wenig Schulterflexibilität zurück und löse Verspannungen im Schulter- und Brustbereich. Die Dehnung der vorderen Deltamuskulatur wirkt sich positiv auf Hängeschultern aus und verbessert außerdem die Haltung.

LEVEL UP

Intensiviere die Dehnung, indem du die Hände leicht von deinem Körper wegziehst und das Kinn etwas anhebst. Halte die Position für fünf Sekunden.

DENK DRAN!

Die Bewegung ist hier wirklich minimal. Geh behutsam vor und akzeptiere die Grenzen deines Körpers. Lege den Kopf nicht zu weit nach hinten, um deinen Nacken zu schonen.

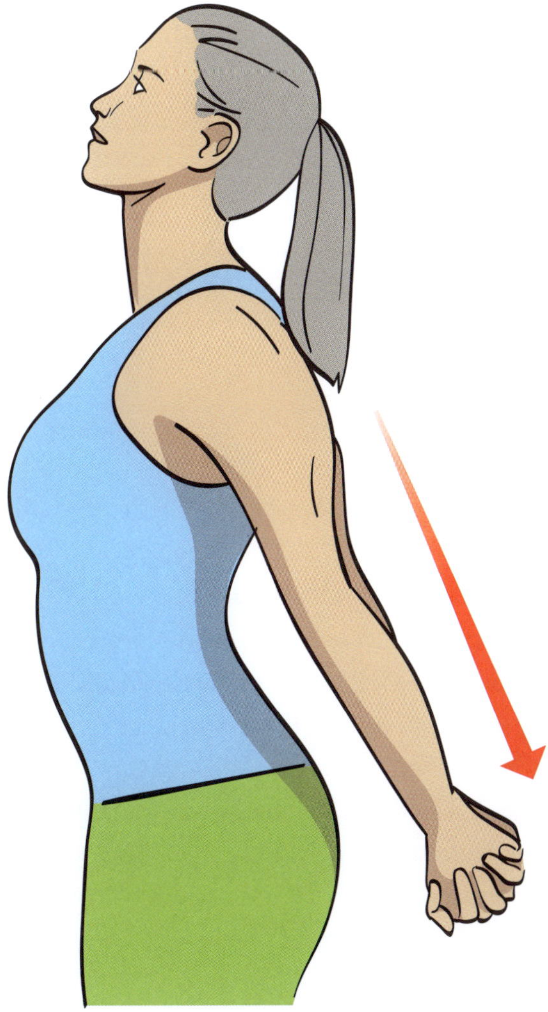

TYP
STATISCH, AKTIV

AUSFÜHRUNG

1. Stelle dich aufrecht und schulterbreit hin.
2. Strecke den Hals und führe die Schulterblätter zusammen.
3. Führe deine Hände hinter deinem Rücken zusammen, die Handflächen zeigen nach oben.
4. Ziehe nun die Hände bei durchgedrückten Ellenbogen vom Körper weg, um den Brustkorb zu öffnen und die Schultern zu dehnen.
5. Halte für 15 bis 30 Sekunden und führe 3 Wiederholungen aus.

SCHULTERPRESSE

MUSKULATUR

Oberer Rücken: *Trapezius*

Schultern: *Deltamuskeln*

Brust: *Pectoralis*

Handgelenke

VORTEILE

Mit dieser Übung linderst du Spannungskopfschmerzen, entspannst deine Schultern und kannst ganz allgemein Stress in deinem Oberkörper loslassen. Durch die Bewegung über die Körpermitte werden Arme, Schultern und Nacken angenehm gedehnt und Verspannungen gelöst.

LEVEL UP

Hebe das Kinn leicht an, wenn sich deine Hände auf Hüfthöhe befinden, um die Dehnung im Brustbereich zu intensivieren. Lege das Kinn auf die Brust, wenn du deine Hände nach oben bewegst, um eine Dehnung im unteren Rücken zu spüren.

DENK DRAN!

Wenn es dir bei dieser Dehnung nicht gelingt, das Gleichgewicht zu halten, kannst du sie auch im Sitzen ausführen – der Effekt ist der gleiche.

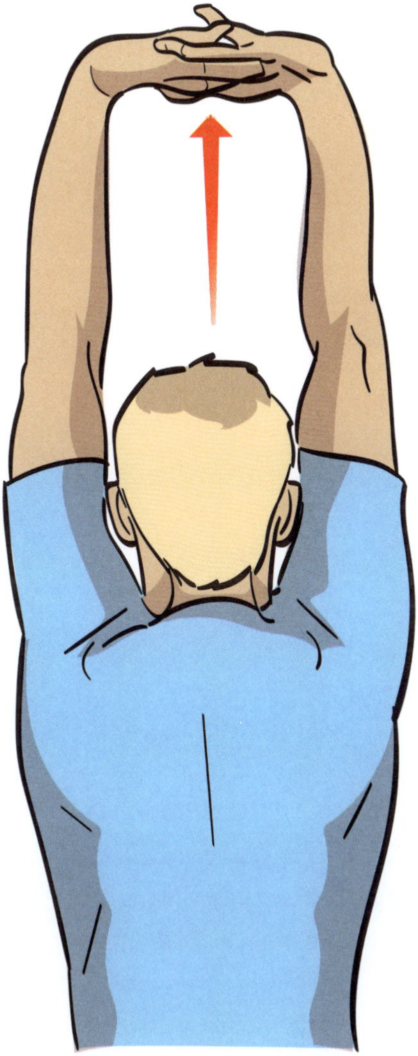

TYP
DYNAMISCH

AUSFÜHRUNG

1. Stelle dich schulterbreit hin und verschränke die Finger auf Hüfthöhe.
2. Atme tief ein.
3. Bewege beim Ausatmen die Hände nach oben und drücke sie über dem Kopf mit den Handflächen nach oben zur Decke hin.
4. Halte die Dehnung für 15 Sekunden und löse sie dann langsam.
5. Führe 3 Wiederholungen aus.

ARME KREUZEN

MUSKULATUR

Brust: *Pectoralis*

Schultern: *Deltamuskeln*

Oberer Rücken: *Trapezius*

VORTEILE

Der Schwung in dieser Dehnung aktiviert die Brustmuskulatur auf zwei Arten: durch Streckung, wenn du die Arme öffnest, und durch Kontraktion, wenn du sie überkreuzt. Suchst du nach einer energetischen Übung für den Oberkörper, dann bist du hier genau richtig.

LEVEL UP

Beuge dich für zusätzliche Beweglichkeit in den Schultergelenken nach vorne und senke den Blick. Schüttle die Arme aus und führe die Übung dann in dieser Position aus. Durch die Schwerkraft werden deine Arme noch mehr gedehnt.

DENK DRAN!

Lass dir bei der Schwungbewegung ruhig Zeit. Schon ganz wenig Krafteinwirkung kann eine gute Dehnung herbeiführen.

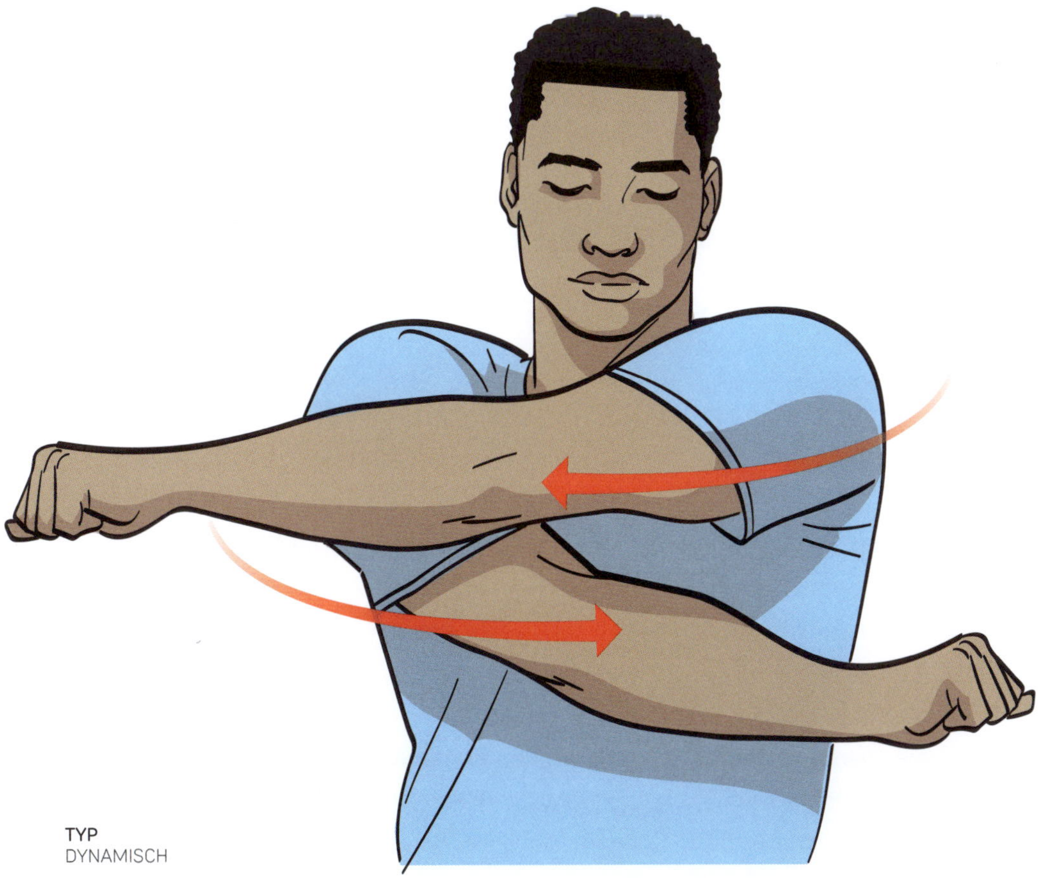

TYP
DYNAMISCH

AUSFÜHRUNG

1. Schüttle zunächst die Arme locker vor dir aus und lasse sie dann seitlich herunterhängen.
2. Umarme dich mit dem rechten über dem linken Arm selbst. Atme dabei ruhig ein und aus.
3. Schwinge mit einer sanften, kontrollierten Bewegung deine Arme zur Seite und zurück über die Brust, diesmal den linken Arm über dem rechten.
4. Führe die Übung mit den Armen alternierend aus.
5. Führe das Ganze für 30 bis 60 Sekunden fort.

HYPEREXTENSION DER SCHULTER

MUSKULATUR

Oberer Rücken: *Trapezius*

Schultern: *Deltamuskeln*

Unterarme,

Handgelenke

VORTEILE

Durch die Ausführung sich wiederholender Aufgaben bei der Arbeit oder zu Hause entwickeln wir nicht selten asymmetrische Bewegungsmuster, die zu Spannungen führen und Beschwerden verursachen können.

LEVEL UP

Diese Bewegung ist an sich schon sehr intensiv, aber wenn du eine noch größere Herausforderung suchst, dann balle die Hände zu Fäusten, bringe sie hinter dem Rücken zusammen und drücke die Ellenbogen nach vorne.

DENK DRAN!

Halte ein, sobald du eine Dehnung spürst, egal an welchem Punkt, und atme tief ein und aus. Bei dieser Übung solltest du wirklich vorsichtig sein.

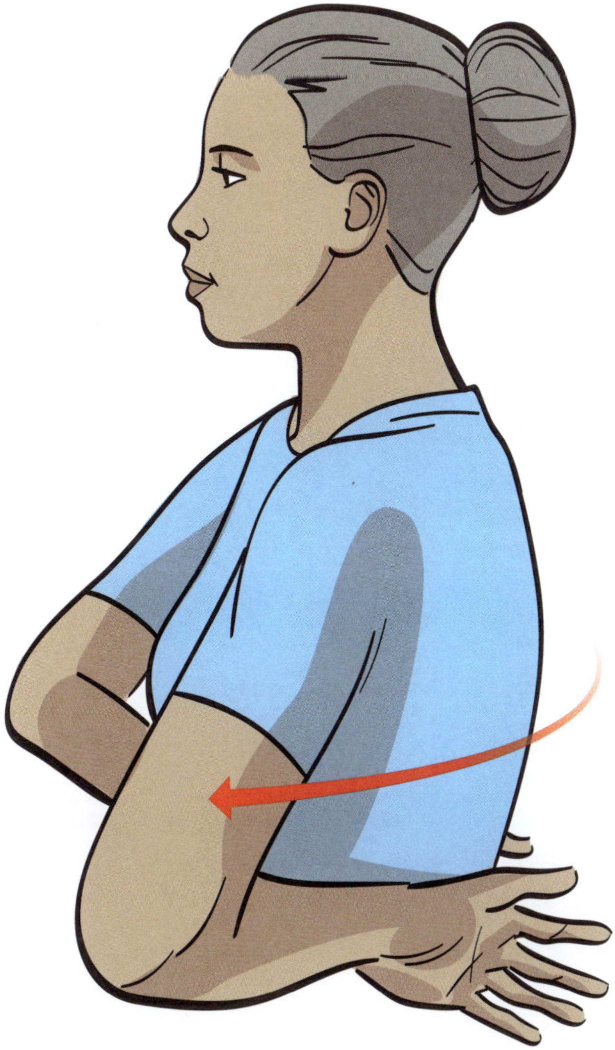

TYP
STATISCH, AKTIV

AUSFÜHRUNG

1. Stelle oder setze dich bequem hin.
2. Richte dich auf und lege die Handrücken auf die Taille.
3. Schiebe die Hände vorsichtig am Brustkorb entlang nach hinten.
4. Drücke die Schultern und Ellenbogen sanft nach vorne. Strecke den Nacken und entspanne die Schultern.
5. Halte die Position für 30 Sekunden und führe 3 Wiederholungen aus.

SCHULTERKREISEN

MUSKULATUR

Oberer Rücken: *Trapezius*

Brust: *Pectoralis*

Schultern: *Deltamuskeln*

VORTEILE

Manchmal können schon kleine Bewegungen eine große Wirkung haben. Schließe in einem Moment der Ruhe die Augen und lass mit dieser Dehnung die Anspannung in deinem Oberkörper dahinschmelzen. Du kannst so große oder kleine Kreise machen, wie du möchtest.

LEVEL UP

Du kannst die Dehnung auf den Halsbereich ausweiten, indem du jeweils nur eine Schulter kreisen lässt. Beuge den Kopf zur rechten Seite, wenn du die linke Schulter rollst und umgekehrt.

DENK DRAN!

Dies ist eine effektive Übung zum Stressabbau, die du mehrmals täglich durchführen und überall praktizieren kannst.

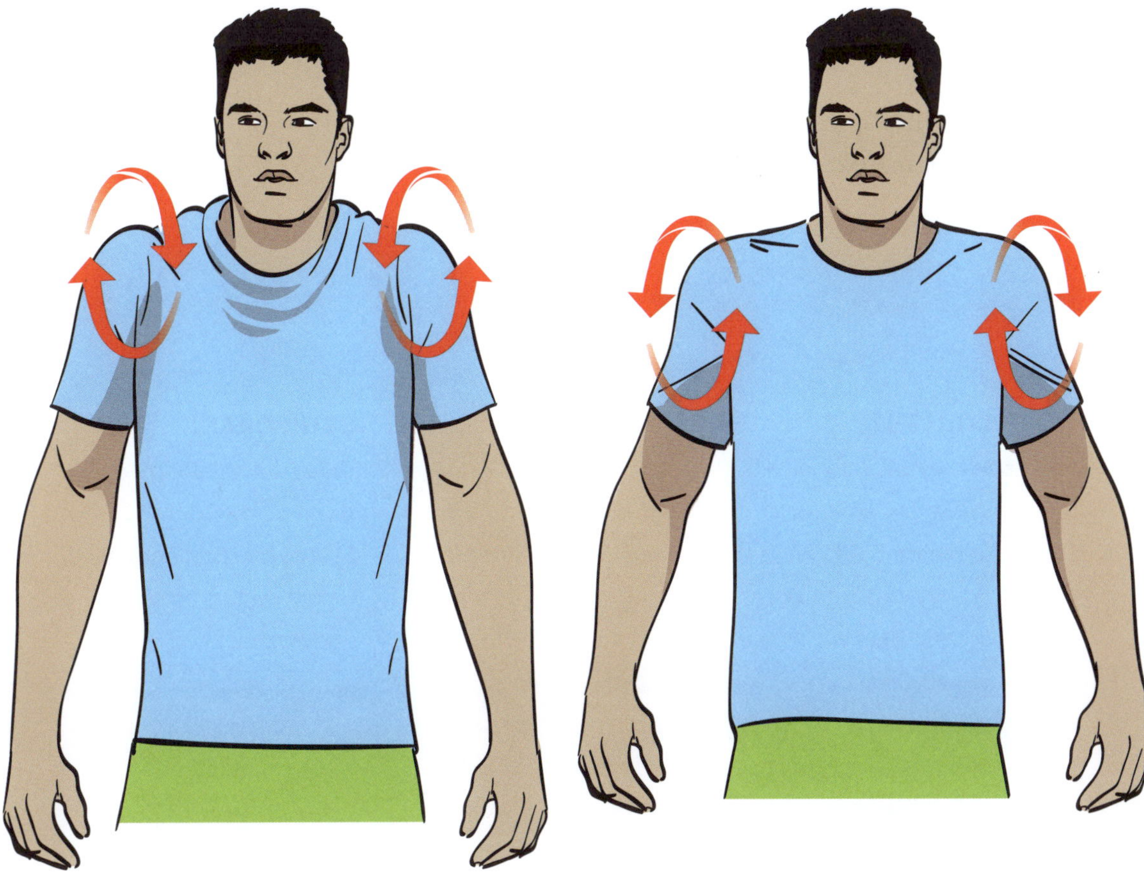

TYP
DYNAMISCH

AUSFÜHRUNG

1. Stelle dich etwa hüftbreit aufrecht hin. Lass die Arme locker an der Seite herabhängen.
2. Atme ein und konzentriere dich auf die Schultern.
3. Ziehe die Schultern zu den Ohren hoch und lass sie nach vorne und nach hinten kreisen.
4. Führe in jede Richtung 10 Wiederholungen aus.

BRUST-STRETCH MIT TÜR

MUSKULATUR

Brust: *Pectoralis*

Schultern: *Deltamuskeln*

Oberarme

VORTEILE

Mit dieser Übung kannst du deinen Brustkorb öffnen und hängenden Schultern sowie einer schlechten Haltung entgegenwirken. Vor allem für Kraftsportler bietet diese Übung viele Vorteile. Bei der Ausführung wirst du merken, wie die Brustmuskulatur gedehnt wird und sich die Schulterpartie entspannt.

LEVEL UP

Variiere diese Übung, indem du einen Arm nach dem anderen dehnst. Lege den linken Arm an den Türrahmen und drehe den Kopf nach rechts, während du mit dem linken Fuß einen Schritt nach vorn machst. Halte die Position 30 Sekunden und wechsle die Seite.

DENK DRAN!

Diese Übung kannst du ganz bequem in der Mittagspause oder vor einem Meeting im Büro durchführen.

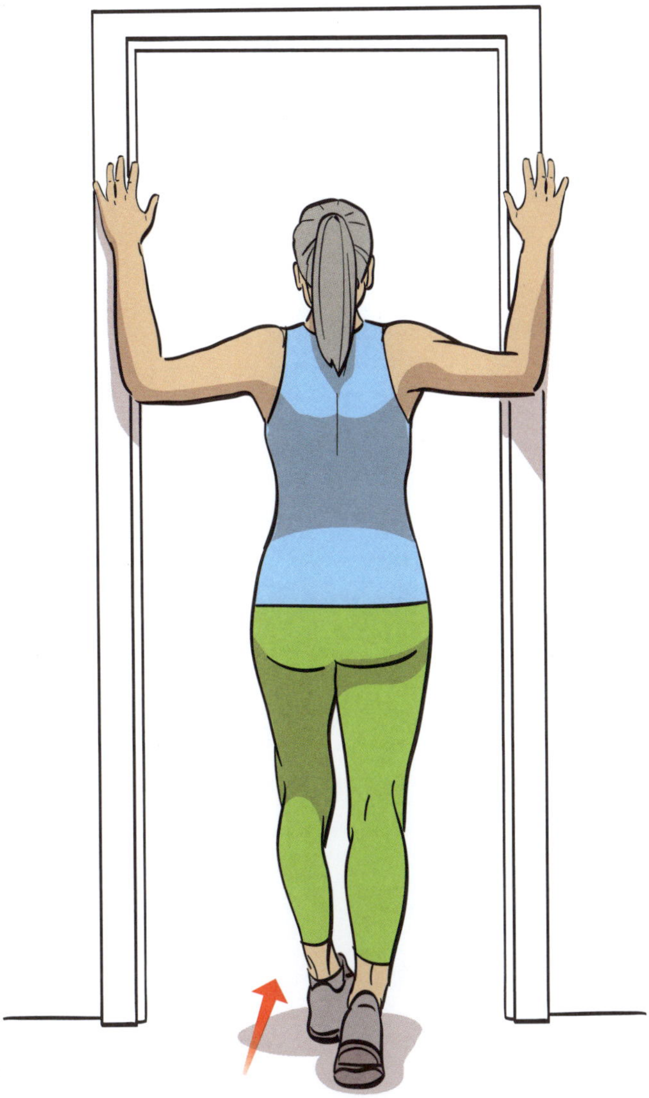

TYP
STATISCH, PASSIV

AUSFÜHRUNG

1 Stelle dich hüftbreit in den Rahmen einer geöffneten Tür.
2 Lege je einen Arm an den Türrahmen, die Ellenbogen auf einer Linie mit den Schultern.
3 Mach einen kleinen Schritt nach vorn und lehne dich vorsichtig in den Türrahmen hinein, bis du eine Dehnung in Brust und Schultern spürt.
4 Halte die Position für 30 Sekunden und führe 3 Wiederholungen aus.

7.
KAPITEL

ARME, HÄNDE & HANDGELENKE

Arme, Hände und Handgelenke sind die Arbeitstiere unseres Körpers – sie stecken Kraftanstrengungen genauso weg wie sie feinmotorische Aufgaben erledigen. Durch die Dehnung dieser Körperteile werden Verletzungen vermieden, Schmerzen gelindert und die empfindsamen Mechanismen der Handgelenke geschützt.

BIZEPS-STRETCH AN DER WAND

MUSKULATUR

Schultern: *Deltamuskeln*

Brust: *Oberer Pectoralis*

Oberarme: *Bizeps*

Unterarme: *Brachialis*

VORTEILE

Diese simple Übung an der Wand dehnt Brust, Arme sowie Handgelenke und lindert die Schmerzen, die eine verspannte Brustmuskulatur verursacht.

LEVEL UP

Drehe für eine intensivere Öffnung im Nackenbereich den Kopf langsam von der Wand weg und richte den Blick auf die jeweils andere Schulter.

DENK DRAN!

Die Füße sollen im Boden verankert und dein Bauch angespannt sein, damit dein ganzer Körper stabil bleibt. Versuche, die Schultern zu entspannen.

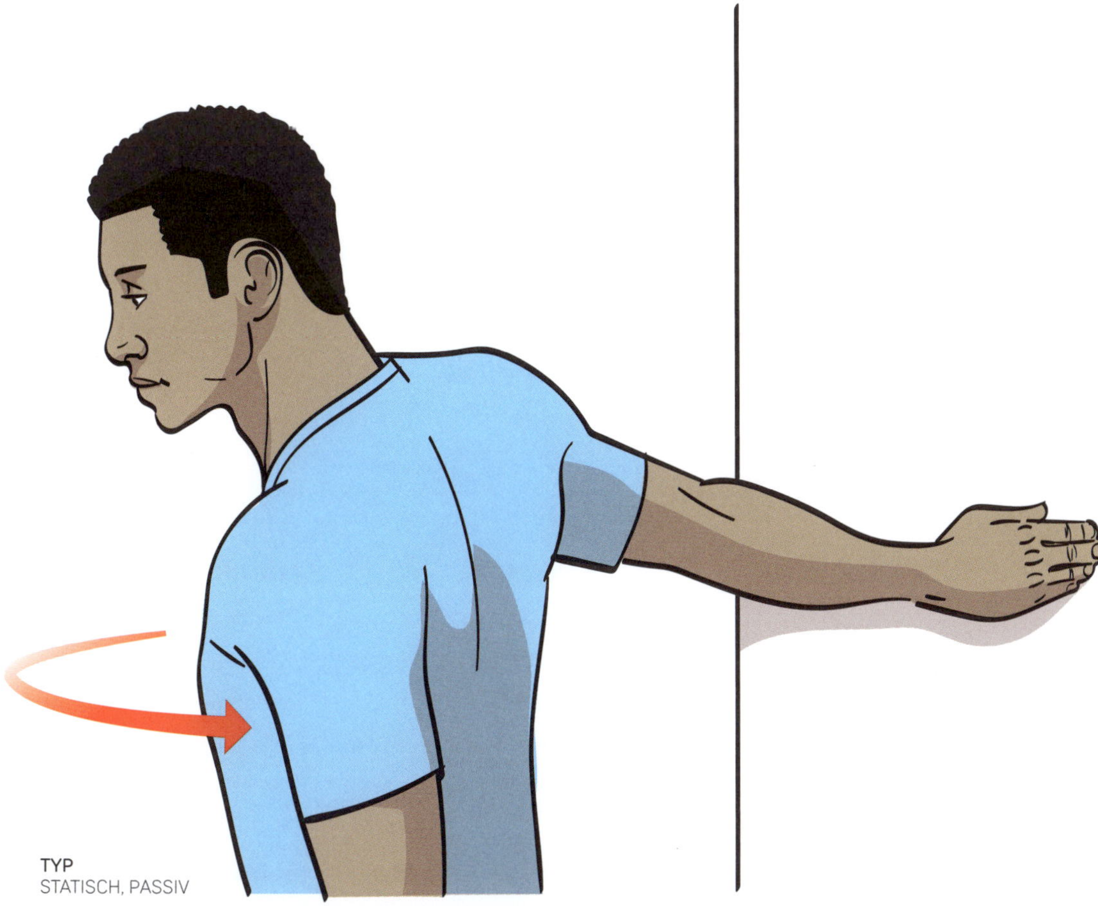

TYP
STATISCH, PASSIV

AUSFÜHRUNG

1. Stelle dich mit der rechten Körperseite etwa 30 cm vor einer Wand auf.
2. Mach mit dem linken Bein einen Schritt nach vorn.
3. Strecke den rechten Arm auf Schulterhöhe aus und lege die Handfläche an die Wand.
4. Lass nun die Hand über die Wand wandern, bis sie knapp unter Schulterhöhe zu liegen kommt.
5. Öffne den Brustkorb, winkle das linke Bein leicht an und verlagere so dein Gewicht ein wenig nach vorne.
6. Halte die Position für 30 Sekunden und atme ruhig ein und aus.
7. Führe auf jeder Seite 3 Wiederholungen aus.

TRIZEPS-STRETCH

MUSKULATUR
Oberarme: *Trizeps, Bizeps*
Schultern: *Deltamuskeln*

VORTEILE
Die Schwerkraft zieht deine Arme im Alltag stets nach unten. Um diese Ausrichtung auszugleichen, hebst du bei dieser Übung die Arme über den Kopf und streckst deine Körperseiten.

LEVEL UP
Nimm ein Handtuch zur Hand, um diese Dehnung noch zu toppen. Greife mit dem erhobenen Arm nach einem Ende des zusammengerollten Handtuchs. Mit der anderen Hand ergreifst du das andere Ende und ziehst vorsichtig daran.

DENK DRAN!
Aktiviere bei dieser Übung deine Bauchmuskulatur und öffne deinen Brustkorb. Halte den Rücken durchgehend gerade.

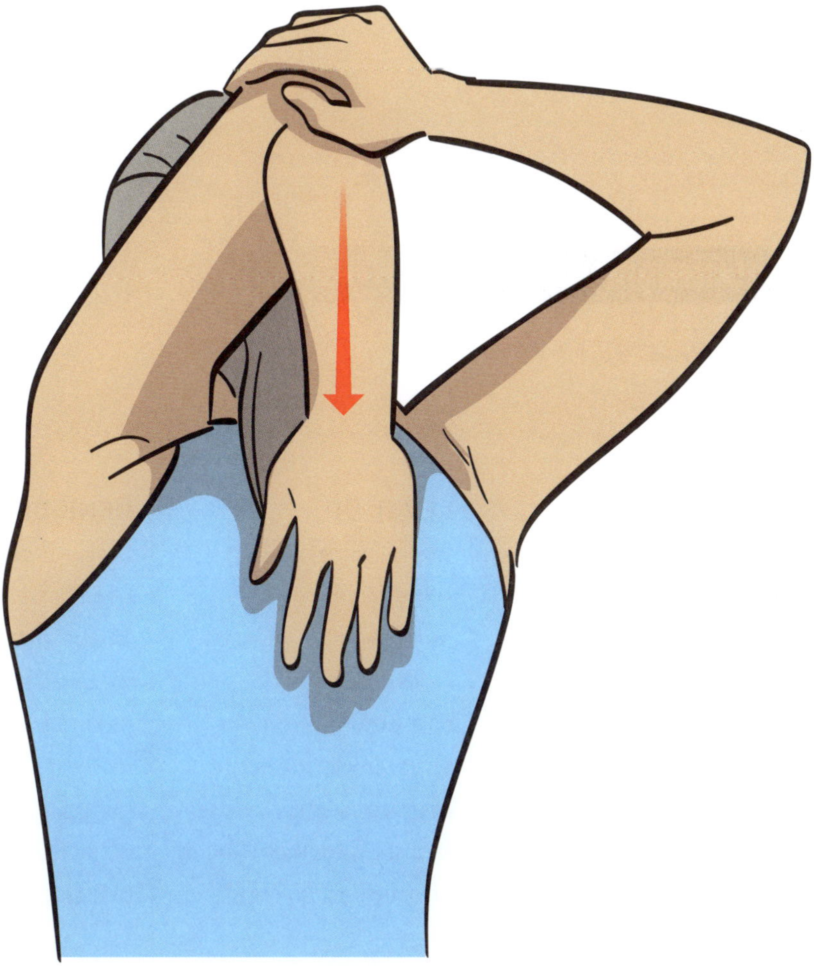

TYP
STATISCH

AUSFÜHRUNG

1. Stelle oder setze dich aufrecht und bequem hin.
2. Hebe den linken Arm bis über den Kopf.
3. Drehe den Arm so nach innen, dass deine Handfläche hinter dich zeigt.
4. Greife mit der rechten Hand nach dem linken Ellenbogen, während du diesen beugst, bis die linke Hand ungefähr auf Schulterhöhe ist.
5. Drücke mit der rechten Hand deinen Ellenbogen leicht nach hinten, bis du die Dehnung spürst. Halte die Position für 20 Sekunden.
6. Führe 3 bis 4 Wiederholungen aus, dann 4 bis 5 mit dem anderen Arm.

HANDGELENKSBEUGUNG

MUSKULATUR

Oberarme: *Bizeps*

Unterarme: *Pronatoren, Extensoren, Handgelenkbeuger*

VORTEILE

Wenn du täglich viel mit den Händen arbeitest oder Krafttraining, Tennis, Kochen, Nähen oder Gärtnern zu deinen Hobbys zählst, kannst du deine Handgelenke und Finger durch diese Übung wunderbar entspannen.

LEVEL UP

Intensiviere die Dehnung, indem du die nach unten hängenden Finger zu einer Faust schließt. Übe mit der anderen Hand leichten Druck aus und ziehe die Faust von deinem Handgelenk weg.

DENK DRAN!

Du wirst die Schulter auf der gedehnten Seite automatisch heben wollen. Versuche jedoch, die Schultern gerade und entspannt zu halten. Stell dir dazu vor, du ziehst die Schulterblätter zueinander.

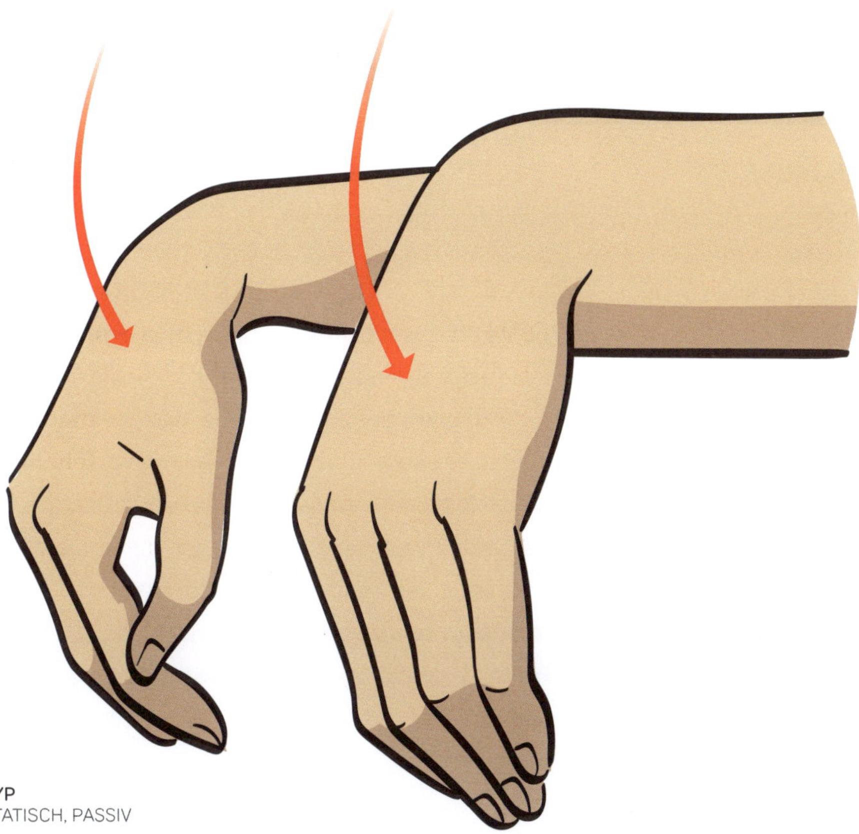

TYP
STATISCH, PASSIV

AUSFÜHRUNG

1. Stelle oder setze dich bequem hin und strecke beide Arme nach vorne aus.
2. Drücke die Finger inklusive Daumen aneinander und beuge deine Handgelenke nach unten und zum Körper hin, sodass die Dehnung noch angenehm ist.
3. Strecke beide Hände nach oben hinten, aber überdehne sie nicht.
4. Halte jede Position für 15 Sekunden, führe 3 bis 4 Wiederholungen aus.

HANDGELENKSSTRECKUNG

MUSKULATUR

Unterarme: *Pronatoren, Extensoren, Handgelenkbeuger*

VORTEILE

Mit den Händen und Handgelenken führst du jeden Tag unzählige Bewegungen aus. Durch das ständige Tippen auf dem Smartphone ist ihnen nur selten eine Pause vergönnt. Mit dieser Dehnung kannst du schmerzhafte Verspannungen loswerden - schon eine kleine Bewegung kann viel bewirken!

LEVEL UP

Führe als zusätzliche Herausforderung die Dehnung wie gehabt aus, aber beuge und strecke den Ellenbogen der gedehnten Hand vorsichtig, während du mit der unterstützenden Hand weiterhin Druck ausübst.

DENK DRAN!

Du wirst erstaunt sein, wie stark die Dehnung bei dieser einfachen Bewegung ist. Du brauchst nur wenig Druck, um einen maximalen Effekt zu erzielen.

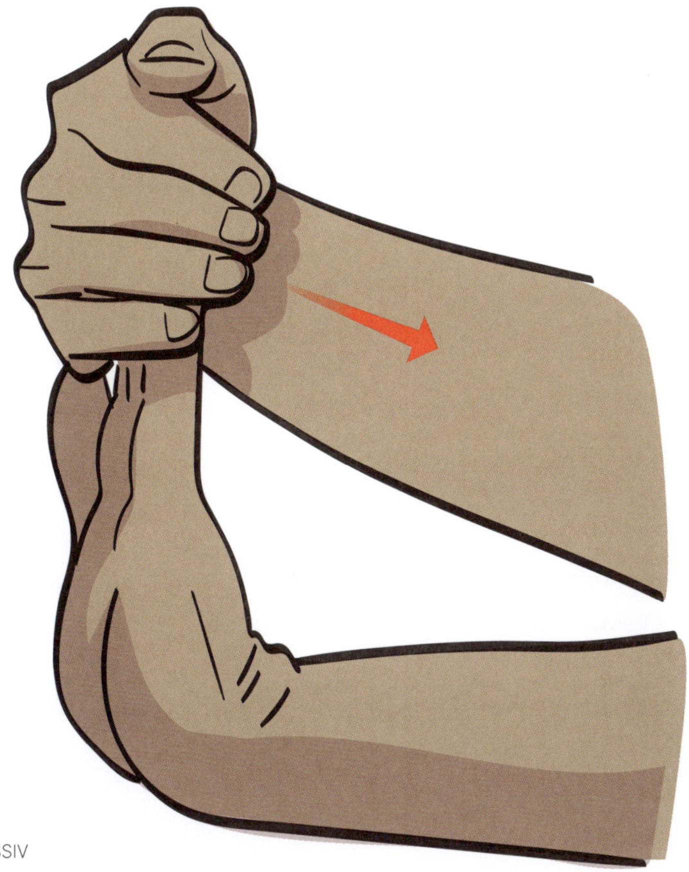

TYP
STATISCH, PASSIV

AUSFÜHRUNG

1. Stelle oder setze dich hin und strecke den linken Arm nach vorne aus, die Handfläche zeigt nach unten.
2. Drücke die Finger inklusive Daumen aneinander und beuge dann den Unterarm nach oben, sodass die Fingerspitzen zur Decke zeigen.
3. Greife mit der rechten Hand nach den Fingern der linken.
4. Ziehe mit der rechten Hand die Finger der linken vorsichtig zurück.
5. Halte die Position 15 bis 30 Sekunden und führe auf jeder Seite 3 Wiederholungen aus.

UNTERARM-STRETCH AN DER WAND

MUSKULATUR

Oberarme: *Bizeps*

Unterarme: *Pronatoren, Extensoren, Handgelenkbeuger*

VORTEILE

Bei dieser äußerst wirksamen Dehnung streckst du den Arm nach außen und den Unterarm nach oben, um dein Handgelenk voll durchzustrecken. Da du dich an der Wand abstützt, musst du auch keine Sorge haben, das Gleichgewicht zu verlieren.

LEVEL UP

Beuge den Kopf von der Wand weg, um eine noch größere Dehnung in Oberarmen und Schultern zu spüren.

DENK DRAN!

Spreize die Finger so weit du kannst, während du deine Handfläche an die Wand drückst. So dehnst du deine Finger und dein Handgelenk gleichmäßig.

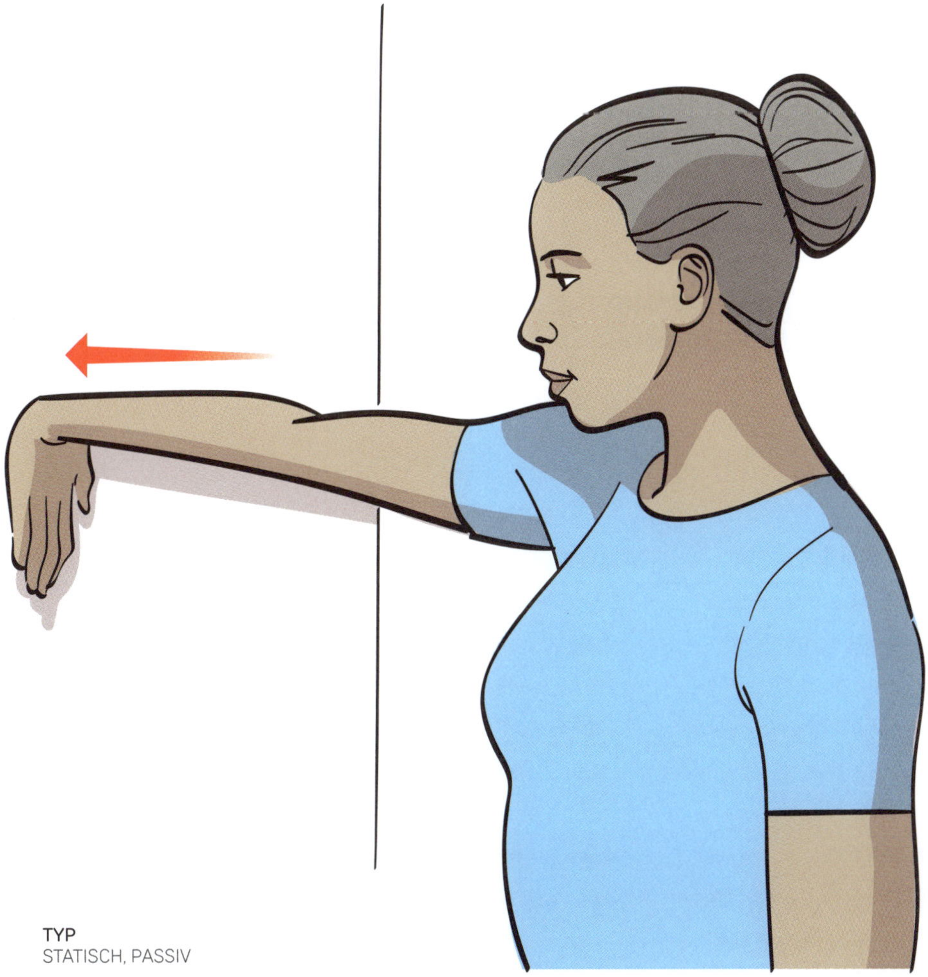

TYP
STATISCH, PASSIV

AUSFÜHRUNG

1. Stelle dich mit deiner rechten Körperseite eine Armlänge von einer Wand entfernt hin.
2. Berühre mit deiner Handfläche die Wand und drehe sie im Uhrzeigersinn so weit, dass deine Finger nach unten zeigen.
3. Drücke die Hand gegen die Wand, indem du dein Körpergewicht dagegenstemmst.
4. Drücke den Ellenbogen nach oben und öffne deinen Arm zur Decke hin.
5. Nach 20 Sekunden wiederholst du die Übung mit dem linken Arm.
6. Wiederhole die Übung 3 Mal.

GEBETSHALTUNG

MUSKULATUR

Unterarme: *Beuger, Pronatoren, Extensoren*

Handgelenke

VORTEILE

Fokussiere deine Körpermitte, um diese Übung symmetrisch ausführen zu können, während du die Hände vor der Brust zusammendrückst.

Sie hilft mitunter gegen Schmerzen, die von Krankheiten wie dem Tennisarm oder Arthritis verursacht werden.

LEVEL UP

Wenn du dich bereit fühlst, kannst du folgende Variante ausprobieren: Strecke, während du die Hände zusammendrückst, die Arme langsam über dem Kopf aus. Halte dabei die Hände zusammengedrückt und lasse sie anschließend wieder sinken. Wiederhole den Bewegungsablauf für 60 Sekunden.

DENK DRAN!

Deine Unterarme sollten von Ellenbogen zu Ellenbogen eine gerade Linie bilden, um bei dieser Übung die Symmetrie zu gewährleisten.

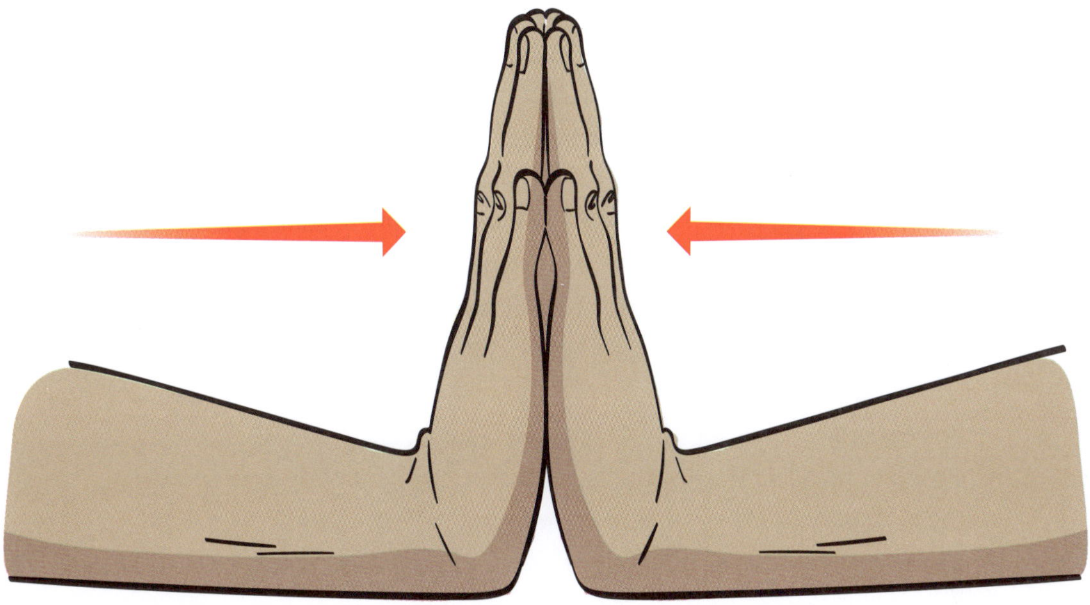

TYP
STATISCH, AKTIV

AUSFÜHRUNG

1. Setze oder stelle dich bequem hin.
2. Atme ein und drücke dabei die Hände vor der Brust zusammen, sodass deine Finger das Kinn berühren.
3. Drücke beim Ausatmen die Handflächen und Finger zusammen und lass die Hände langsam auf Hüfthöhe absinken.
4. Halte die Position für 15 Sekunden und führe 3 Wiederholungen aus.

UMGEKEHRTE GEBETSHALTUNG

MUSKULATUR

Unterarme: *Beuger, Pronatoren, Extensoren*

VORTEILE

Das Handgelenk besteht aus acht kleinen Knochen. Muskeln und Sehnen verbinden die Unterarme mit den Handgelenken und kontrollieren die Handbewegungen. Mit dieser Übung kannst du genau diese Muskeln wieder lockern.

LEVEL UP

Für eine zusätzliche Herausforderung kannst du die Finger nach links und rechts bewegen, während du die Hände zusammendrückst.

DENK DRAN!

Bei dieser Bewegung musst du nicht sofort deinen ganzen Bewegungsradius ausnutzen. Vertraue darauf, dass dein Körper dir seine Grenzen zeigen wird und sich diese mit der Zeit verändern werden.

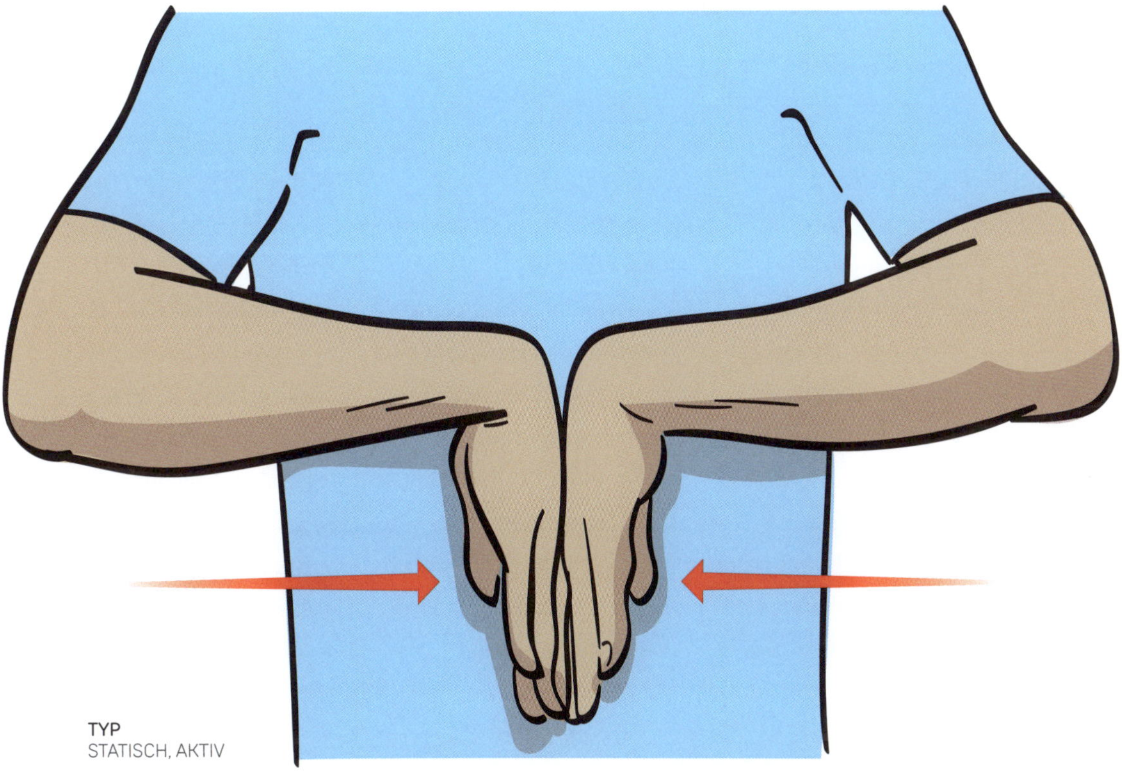

TYP
STATISCH, AKTIV

AUSFÜHRUNG

1. Stelle oder setze dich bequem hin.
2. Atme ein und falte die Hände umgekehrt (nach unten) zum Gebet.
3. Atme aus und senke deine Schultern ab, während du die Berührung zwischen deinen Händen aufrechterhältst.
4. Halte die Position für 15 Sekunden.

FINGER-STRETCH

MUSKULATUR

Unterarme: *Beuger, Pronatoren, Handgelenkstrecker*

Hände

Finger

VORTEILE

Durch das viele Tippen am Computer und auf dem Handy sind unsere Finger oft überstrapaziert, was nicht selten zu Schmerzen und Steifheit in Ellenbogen, Armen und Handgelenken führt. Nimm dir für diese Übung Zeit, um deine Finger mal wieder richtig durchzustrecken.

LEVEL UP

Drehe deine Hände so, dass deine Handgelenke nach oben zeigen, um diese noch mehr zu dehnen. Balle die Hände zur Faust, halte die Dehnung für 10 Sekunden und lass dann langsam wieder los. Lockere die Finger ein wenig und führe drei Wiederholungen aus.

DENK DRAN!

Deine Daumen sind oft unbeweglicher als die anderen Finger. Widme ihnen also ein wenig mehr Aufmerksamkeit, indem du darauf achtest, sie besonders gut zu strecken und zueinander zu ziehen.

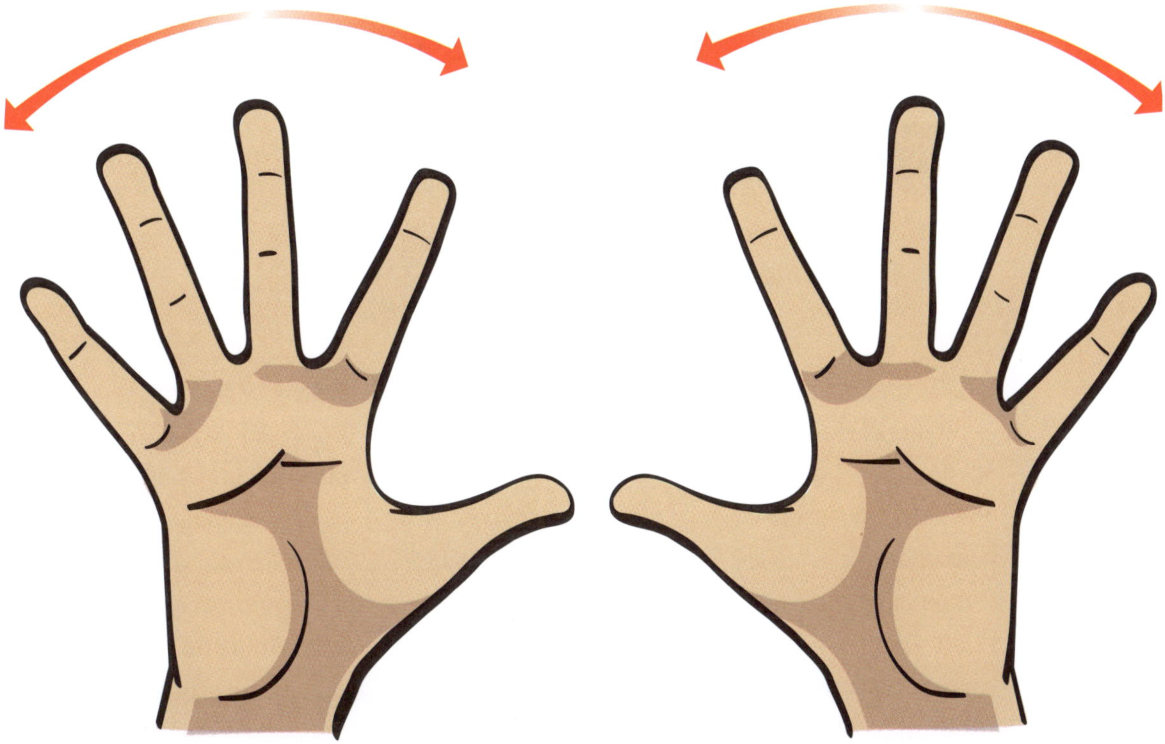

TYP
DYNAMISCH

AUSFÜHRUNG

1 Stelle dich bequem hin oder setze dich auf einen Stuhl.
2 Strecke die Arme in Brusthöhe nach vorne aus, die Ellenbogen leicht gebeugt.
3 Drücke die Finger inklusive Daumen aneinander und halte die Dehnung für fünf Sekunden.
4 Ziehe nun die Finger auseinander, strecke sie so weit es geht.
5 Führe 5 Wiederholungen aus.

ROTATION DER FAUST

MUSKULATUR

Unterarme: *Beuger, Pronatoren, Extensoren*

Hals

VORTEILE

Probiere diese Übung einfach aus. Du wirst dabei vielleicht merken, dass die Hände unterschiedlich beweglich sind. Spüre, wie sich dein Nacken und deine Arme entspannen – ein Zeichen dafür, wie alles in unserem Körper miteinander verbunden ist.

LEVEL UP

Für eine intensivere Dehnung in Handgelenken und Unterarmen kannst du einen kleinen Ball in jede Hand nehmen, mit deinen Fingern umschließen und so die Übung ausführen.

DENK DRAN!

Der Fokus liegt bei dieser Übung darauf, die Handbewegungen von denen der Unterarme zu isolieren. Wenn du spürst, dass du statt des Handgelenks den Unterarm bewegen willst, weist dies darauf hin, dass deine Hände an dieser Stelle besonders verspannt sind.

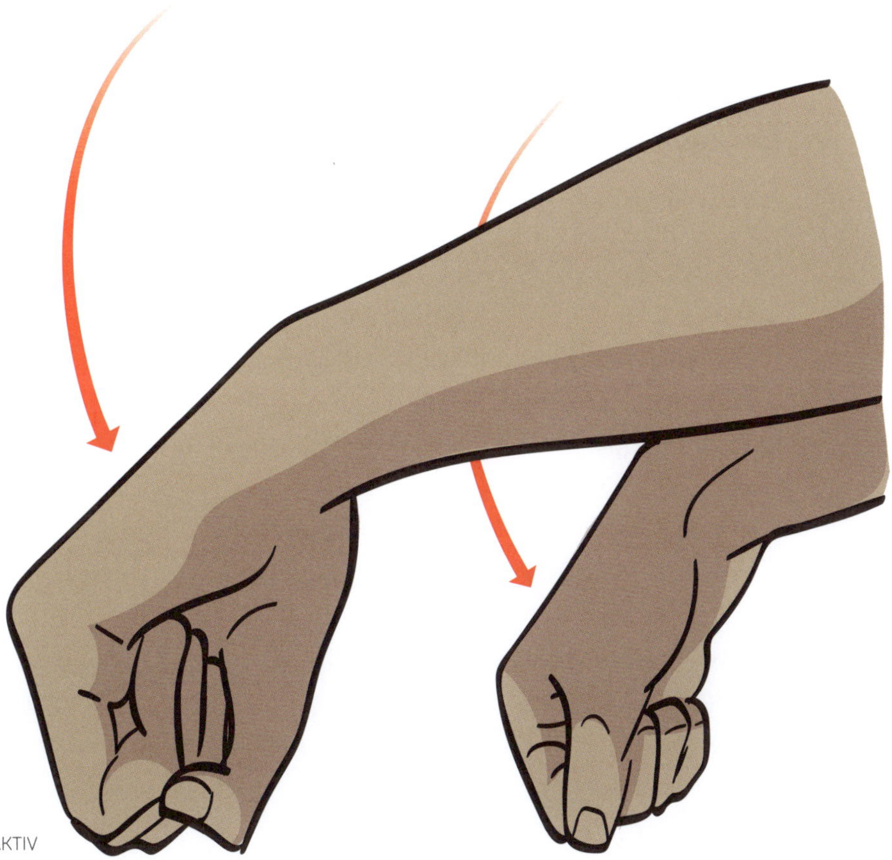

TYP
STATISCH, AKTIV

AUSFÜHRUNG

1. Strecke die Arme locker nach vorne aus.
2. Die Handflächen zeigen nach unten, die Finger schließt du zur Faust.
3. Führe mit den Fäusten langsam kreisende Bewegungen aus, wobei du die Unterarme nicht mitbewegst.
4. Führe 5 Wiederholungen in die eine, dann 5 Wiederholungen in die andere Richtung aus.
5. Wiederhole den Vorgang mit jeder Hand 3 Mal.

DAUMEN-STRETCH

MUSKULATUR

Daumen: *Beuger, Extensoren*

VORTEILE

Unsere Hände werden jeden Tag beansprucht: Wir texten, tippen, spielen Musikinstrumente und erledigen Arbeiten im Haushalt. Trotzdem nehmen wir uns wenig Zeit, uns auch einmal um dieses überanstrengte Körperteil, vor allem die Daumen, zu kümmern. Diese Übung ist besonders wirkungsvoll, wenn du ansonsten entspannt bist.

LEVEL UP

Führe eine dynamische Variante dieser Übung aus, indem du deine Daumen kreisen lässt. Die Handflächen solltest du dabei ruhig halten.

ON THE FLY

Diese wirklich beruhigende Dehnung kannst du stehend, liegend oder sitzend ausführen und somit überall praktizieren.

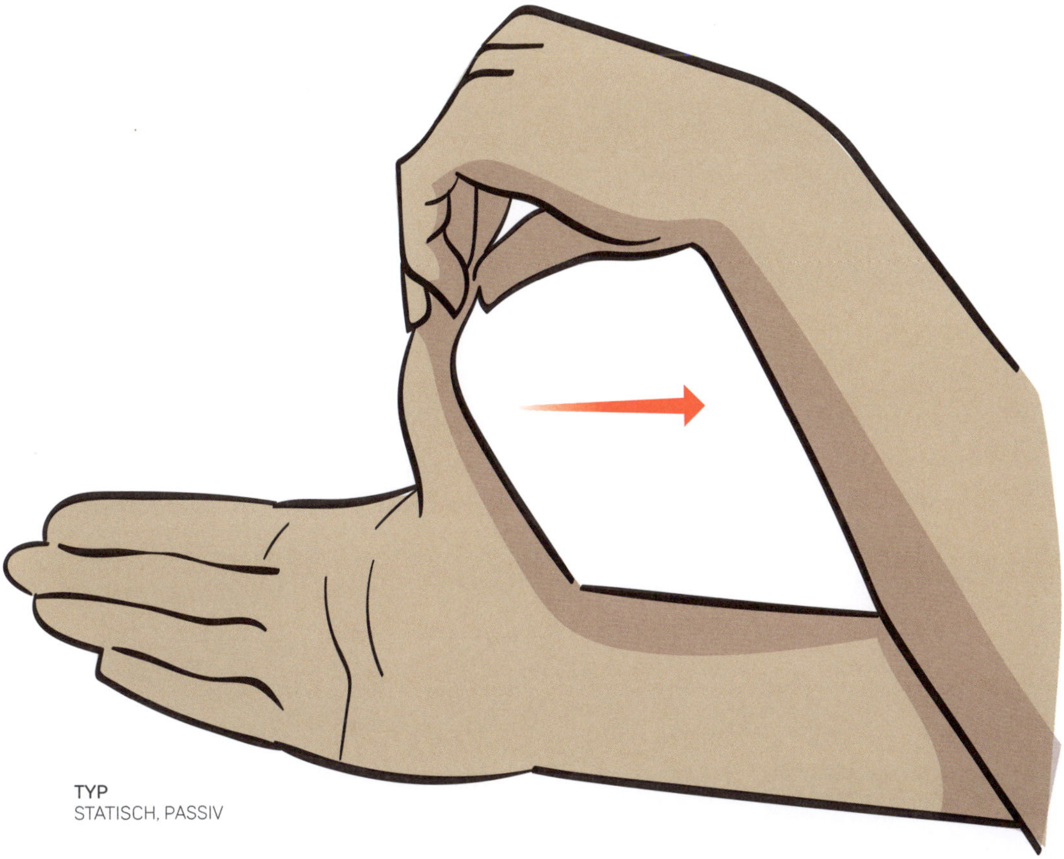

TYP
STATISCH, PASSIV

AUSFÜHRUNG

1. Setze dich bequem hin.
2. Halte die rechte Hand auf Brusthöhe, die Handfläche zeigt zur Brust.
3. Halte den Daumen mit der linken Hand und drücke ihn nach unten, während die rechte Hand eine Linie mit dem Unterarm bildet.
4. Beuge das Handgelenk. Drücke den Daumen in Richtung Unterarm und halte die Position für 10 Sekunden.
5. Als Nächstes streckst du dein Handgelenk, sodass es im rechten Winkel zum Unterarm steht, drückst den Daumen erneut in Richtung Unterarm und hältst diese Position für 10 Sekunden.
6. Wiederhole die Übung auf der anderen Seite.

8.
KAPITEL

RUMPF & HÜFTE

Mit Übungen für den Rumpf dehnst du eine wichtige Muskelgruppe, nämlich die Muskeln, die deinen Bauch straffen. Ebenso verbessern sie Balance und sportliche Leistung. Auch Hüftdehnungen wirken sich positiv auf Balance und Koordination aus. Wenn du Übungen dieser Art regelmäßig ausführst, wirst du deinen Bewegungsradius verbessern und dich vor Verletzungen schützen.

DREHSITZ

MUSKULATUR

Gesäß: *Gesäßmuskulatur*

Hüftrotatoren: *Piriformis, Quadratus femoris*

Bauch: *Schrägmuskulatur, Transversus abdominis*

VORTEILE

Die Muskulatur im unteren Rücken und Rumpf ist nur schwer zu trainieren. Mit dieser Drehbewegung kannst du deine Haltung verbessern und Schmerzen im Rücken lindern.

LEVEL UP

Intensiviere die Dehnung, indem du deine rechte Hand in den Boden drückst. Ziehe den Bauch nach oben und nach innen und strecke den linken Arm, sodass die Finger den Boden berühren.

ON THE FLY

Wenn dir die Übung schwerfällt, dann setze dich auf einen Yogablock, ein eingerolltes Handtuch oder ein festes Kissen, die deinen Körper zu stützen.

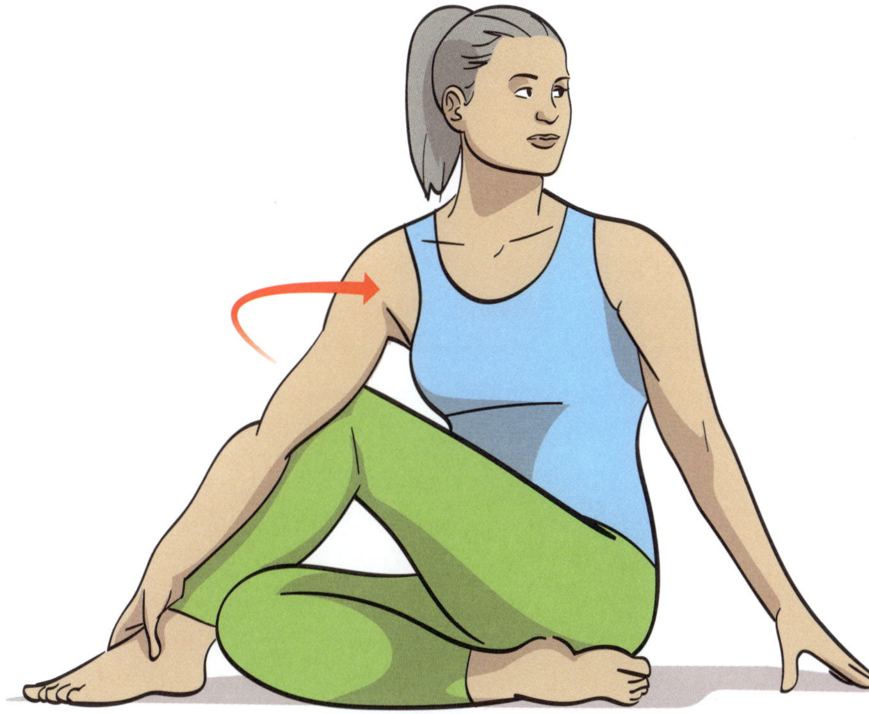

TYP
STATISCH, PASSIV

AUSFÜHRUNG

1. Setze dich mit ausgestreckten Beinen hin.
2. Schlage den linken Fuß über das rechte Bein und stelle ihn direkt neben dem rechten Knie ab.
3. Stelle die linke Hand neben der Hüfte ab; so fällt es dir leichter, das Gleichgewicht zu halten.
4. Hebe den rechten Arm an, ziehe den Bauch nach innen und strecke die Wirbelsäule, während du dich nach links drehst.
5. Senke den rechten Arm, beuge ihn, und lege ihn auf das linke Knie.
6. Drücke deine linke Hand in den Boden und drehe dich noch ein Stück weiter.
7. Halte die Position für 20 Sekunden, wechsle dann die Seite und führe die Übung abwechselnd je 3 Mal durch.

KOBRA

MUSKULATUR

Bauch: *Rectus abdominis, Schrägmuskulatur*

Brust: *Pectoralis*

Rücken: *Erector spinae*

Hüftbeuger: *Psoas major*

VORTEILE

Eine sitzende Lebensweise kann sich nachteilig auf die Gesundheit von Hüften und Rumpf auswirken und die Muskeln schwächen, die den Ober- und Unterkörper stützen. Mit der „Kobra" kannst du die Hüften lockern und einer schlechten Haltung entgegenwirken.

LEVEL UP

Wenn du mit der grundlegenden Übung vertraut bist, kannst du die Dehnung intensivieren. Beginne in derselben Position, nur mit den Händen auf Brusthöhe. Drücke dich nun mit den Händen hoch und hebe den Oberkörper ein wenig stärker an.

DENK DRAN!

Um den unteren Rücken bei dieser Bewegung zu schützen, solltest du unbedingt die Bauchmuskeln aktivieren. Spanne deine Bauchmuskeln an, bevor du dich mit den Händen hochdrückst, und halte sie während der gesamten Ausführung.

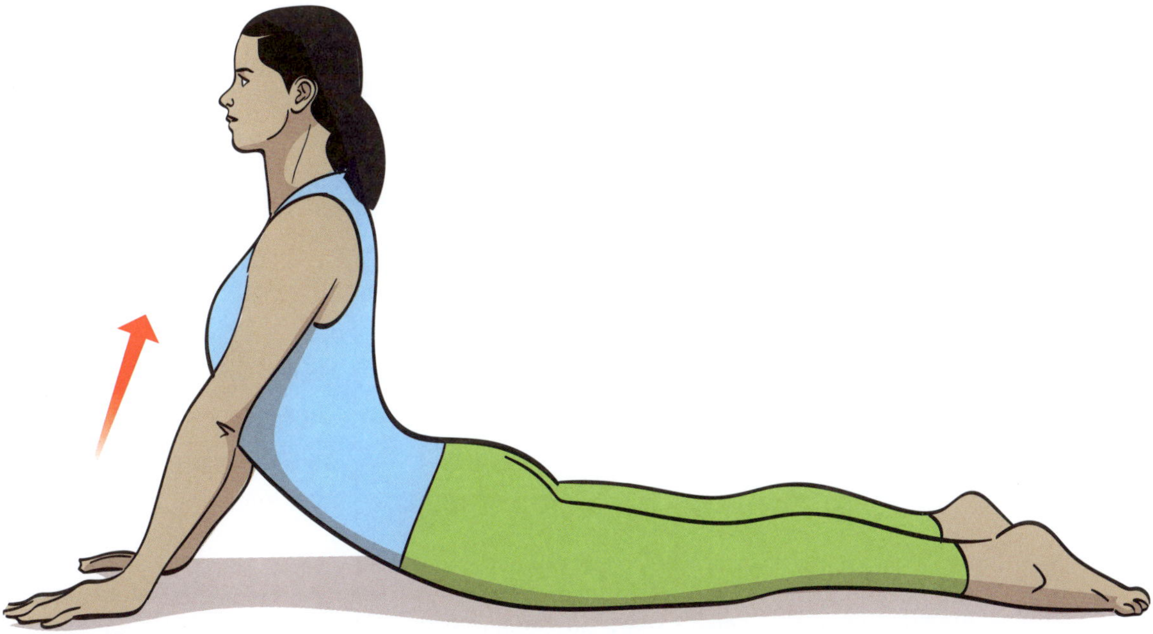

TYP
STATISCH, AKTIV

AUSFÜHRUNG

1 Lege dich bäuchlings auf den Boden, die Beine ausgestreckt, die Füße schulterbreit auseinander.
2 Presse die Unterarme neben dem Kopf auf den Boden.
3 Spanne den Bauch an und drücke dich mit den Händen in den Boden, sodass du den Oberkörper langsam vom Boden hebst.
4 Rolle die Schultern nach hinten und strecke die Arme.
5 Strecke die Füße und halte den Kontakt zum Boden.
6 Hebe das Kinn, öffne die Brust und hebe den Blick.
7 Halte die Dehnung für 20 Sekunden und atme dabei tief ein und aus.

SCHMETTERLING

MUSKULATUR

Innere Oberschenkel: *Adduktoren*

Hüfte: *Abduktoren*

Gesäß: *Gesäßmuskulatur*

VORTEILE

Diese Übung ist eine ausgezeichnete Dehnung für die Hüftbeuger, von der wirklich jeder profitiert, ob Sportler oder Büroangestellter. Die Schwerkraft wird dir dabei helfen, die Oberschenkel zu öffnen und die Knie abzusenken. Eine gelenkige Hüfte schützt dich vor Leistenverletzungen.

LEVEL UP

Wenn du für eine größere Herausforderung bereit bist, ziehe die Füße näher an die Leiste und halte die Knöchel fest. Drücke mit den Unterarmen leicht auf die Beine, um die Knie noch weiter abzusenken, und senke den Kopf Richtung Füße.

DENK DRAN!

Wenn deine Hüften sehr angespannt sind oder du Schwierigkeiten hast, mit geradem Rücken auf dem Boden zu sitzen, kannst du dich auch auf einen Yogablock oder ein gefaltetes Handtuch setzen.

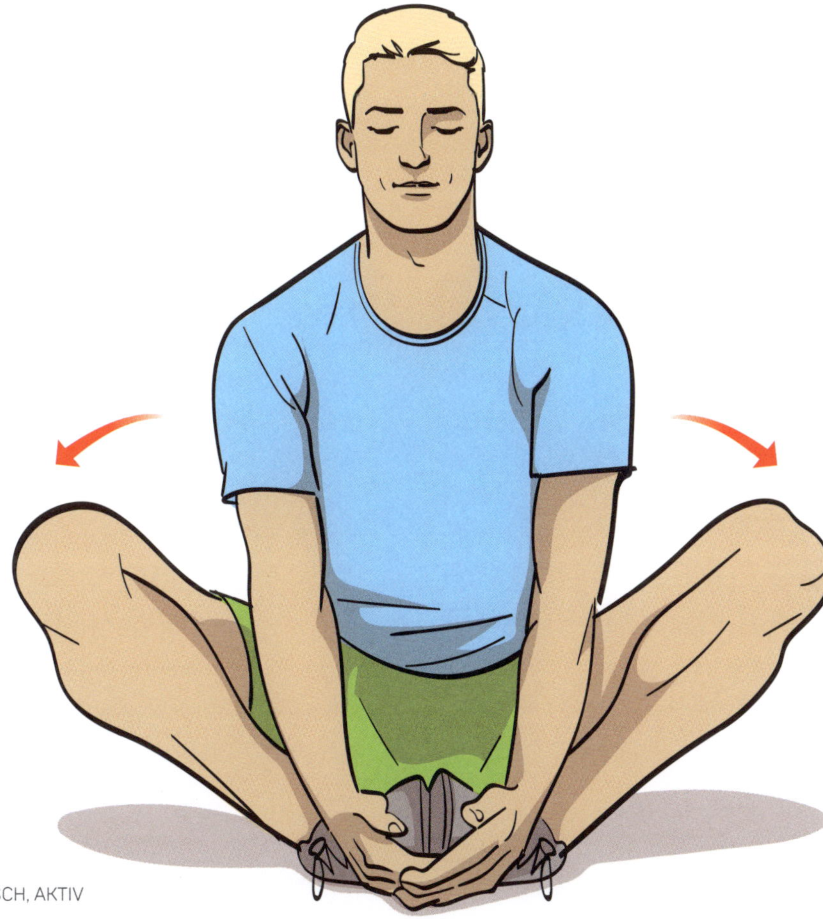

TYP
STATISCH, AKTIV

AUSFÜHRUNG

1 Nimm dir einen Moment Zeit, um eine bequeme Sitzposition zu finden. Strecke die Beine nach vorne aus und stütze dich mit den Händen neben der Hüfte ab.
2 Beuge die Knie, sodass sie nach außen zeigen.
3 Greife nach den Knöcheln und drücke die Fußsohlen zusammen.
4 Spanne den Bauch an und strecke den unteren Rücken. Öffne die Oberschenkel mit Unterstützung der Schwerkraft.
5 Atme tief ein und aus und halte die Position für 30 Sekunden.
6 Führe 3 Wiederholungen aus.

PIRIFORMIS-STRETCH

MUSKULATUR

Gesäß: *Piriformis, Gesäßmuskulatur*

Oberschenkel: *Oberschenkelbizeps*

Unterer Rücken: *Erector spinae*

VORTEILE

Der untere Rücken und die Hüften sind empfindliche Bereiche, die sich leicht verkrampfen und unbeweglich werden. Wenn du zu steifen Hüften und Ischiasschmerzen neigst, trägt diese Übung zur Linderung der Beschwerden bei.

LEVEL UP

Mit einem Fitnessband kannst du die gewünschten Muskeln isolieren. Wickle es um den Knöchel des unterstützenden Beins. Kippe das Knie nach außen und ziehe vorsichtig am Knöchel, um dich ausgiebig zu dehnen.

DENK DRAN!

Die Wirbelsäule sollte während der gesamten Übung den Kontakt zum Boden nicht verlieren. Diese Übung kannst du auch on the fly ausführen, wenn genug Platz vorhanden ist.

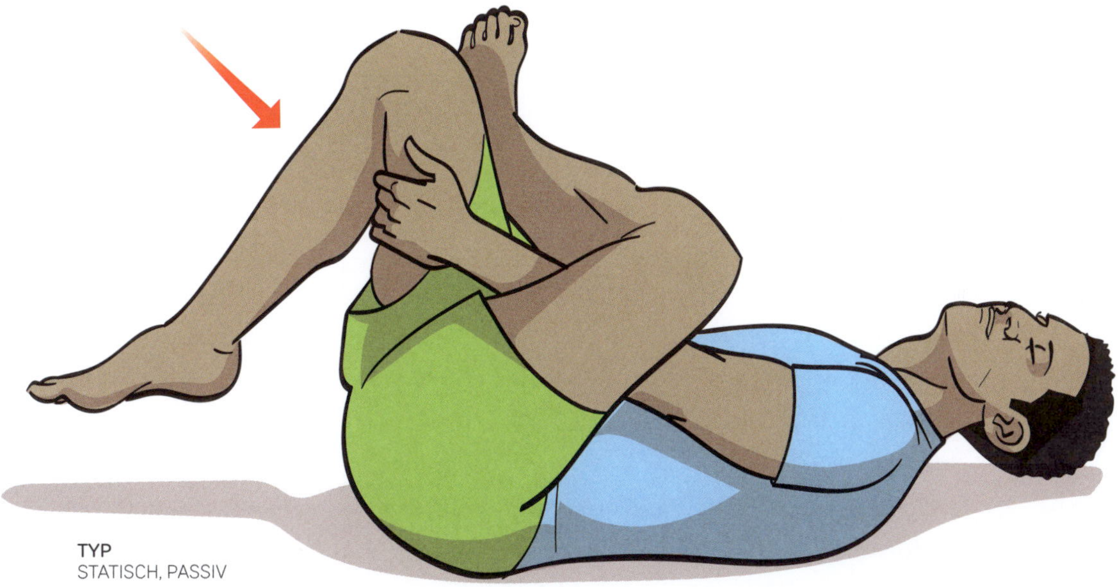

TYP
STATISCH, PASSIV

AUSFÜHRUNG

1. Lege dich auf eine bequeme, aber feste Unterlage. Winkle die Beine an, die Fußsohlen bleiben auf dem Boden.
2. Führe den linken Knöchel über den rechten Oberschenkel und lege die linke Wade auf das rechte Bein.
3. Greife hinter den linken Oberschenkel und verschränke dabei, wenn du kannst, die Hände. Ziehe das linke Bein sanft in Richtung Brust, sodass es sich vom Boden löst.
4. Halte die Position für 20 bis 30 Sekunden und wechsle dann die Seite.
5. Führe 3 Wiederholungen aus.

SEITENDEHNUNG

MUSKULATUR

Bauch: *Schrägmuskulatur, Transversus abdominis*

Rücken: *Latissimus dorsi*

Gesäß: *Piriformis*

Innere Oberschenkel: *Adduktoren*

VORTEILE

Manchmal muss die vertikale Körperhaltung durch horizontale Dehnung wieder ins Gleichgewicht gebracht werden. Wenn du viel Zeit im Stehen oder Sitzen mit vertikaler Ausrichtung der Wirbelsäule verbracht hast, kannst du mit dieser Übung die Körperseiten wieder öffnen.

LEVEL UP

Wickle ein Fitnessband um den Fuß des ausgestreckten Beins und halte die Enden mit der oberen Hand fest. Ziehe leicht am Band, um die seitliche Dehnung zu erhöhen.

DENK DRAN!

Nimm dir Zeit, eine bequeme Position einzunehmen, wenn diese Bewegung für dich neu ist. Im Idealfall kommst du mit der Zeit mit dem Oberkörper näher an dein Bein.

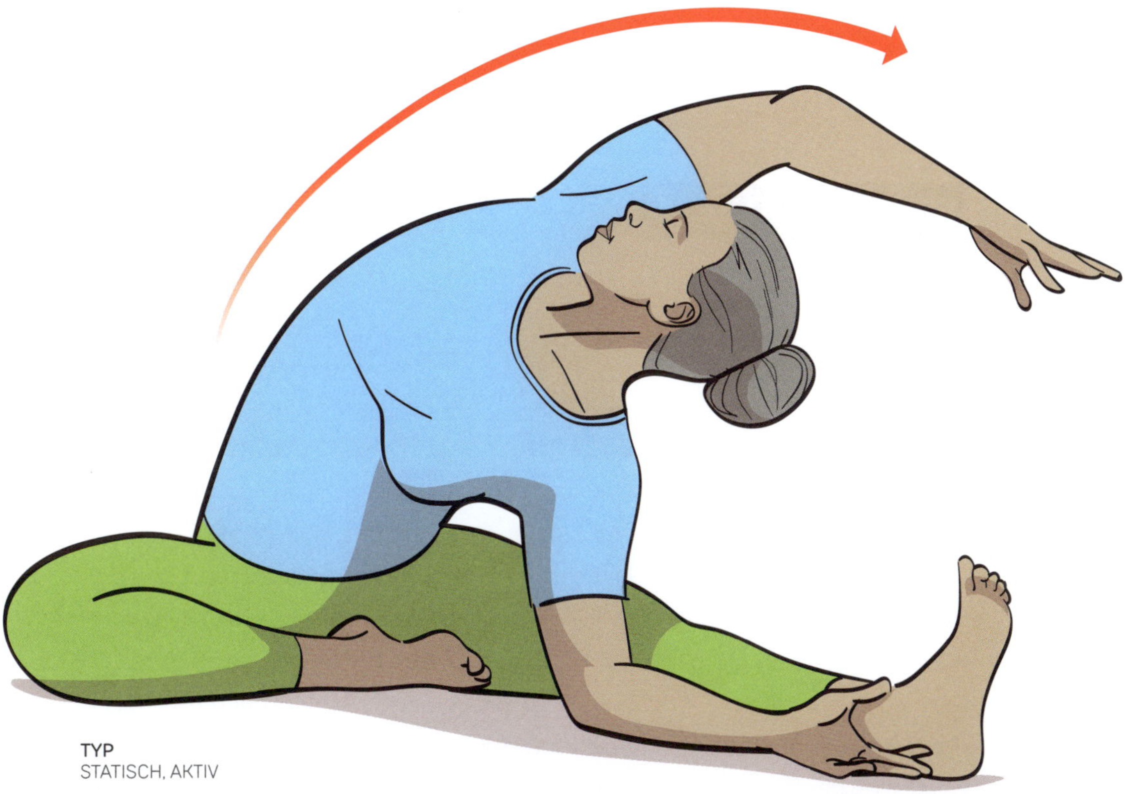

TYP
STATISCH, AKTIV

AUSFÜHRUNG

1. Setze dich auf den Boden und strecke die Beine so weit wie möglich zur Seite aus.
2. Beuge dein rechtes Knie und lege die Außenseite des rechten Fußes vor dem Becken auf den Boden.
3. Strecke den rechten Arm nach oben aus, aktiviere die Bauchmuskeln und strecke die Hand im Bogen nach oben links aus.
4. Lass die linke Hand vor dem linken Bein über den Boden bis zum Knöchel gleiten.
5. Richte den Blick zwischen den Armen nach vorne aus und atme tief ein und aus, während du die Position für 20 bis 30 Sekunden hältst.
6. Führe auf jeder Seite 3 Wiederholungen aus.

SPAGAT

MUSKULATUR

Innere Oberschenkel: *Adduktoren*

Rücken: *Erector spinae*

VORTEILE

Spagat! Wenn wir dieses Wort hören, zucken viele von uns zusammen oder gehen davon aus, dass sie diese Position auf keinen Fall erreichen können. Man kann jedoch schrittweise darauf hinarbeiten. Der Spagat ist ein exzellenter Hüftöffner, der die Beweglichkeit im Unterkörper verbessert.

LEVEL UP

Atme ein, wenn du dich beim Spagat entspannen kannst, und rolle die Hüfte langsam nach vorne, während du die Beine in die entgegengesetzte Richtung drehst. Nach und nach kannst du so vielleicht sogar deine Brust auf dem Boden ablegen.

DENK DRAN!

Versuche den Spagat nur, wenn du dich gründlich aufgewärmt hast und sich Beine, unterer Rücken und Hüfte locker anfühlen. Am besten machst du diese Übung ganz am Ende deines Programms.

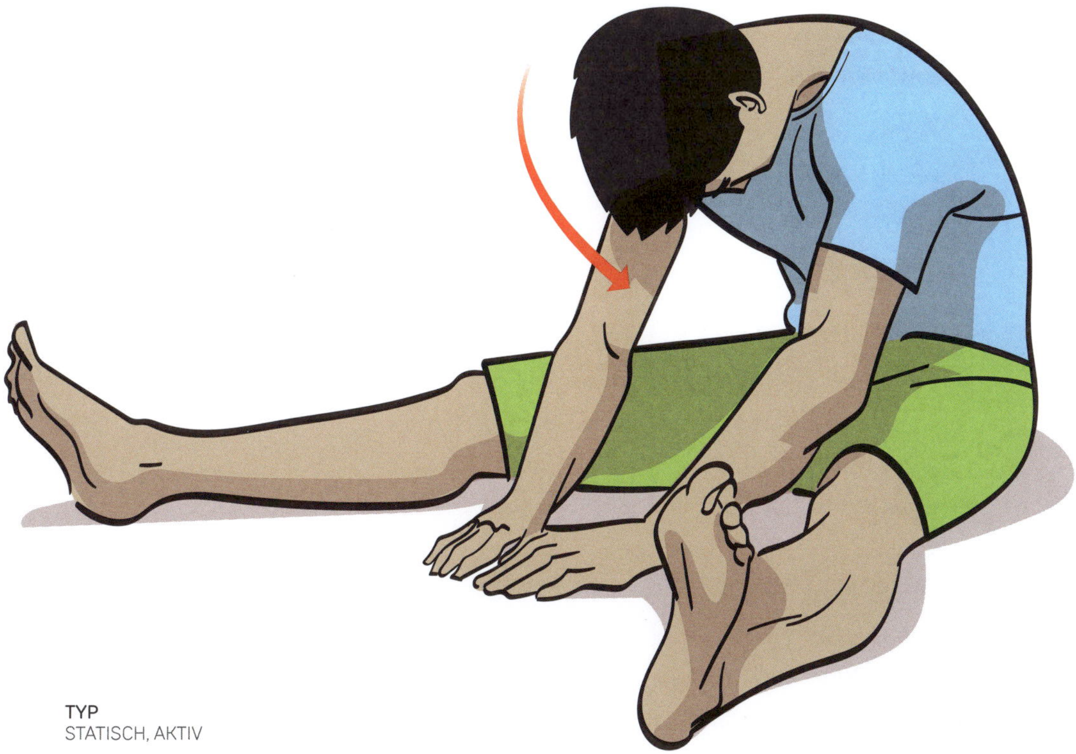

TYP
STATISCH, AKTIV

AUSFÜHRUNG

1 Setze dich auf den Boden und öffne die Beine so weit es geht. Setze dich zur Unterstützung des unteren Rückens auf ein Kissen.
2 Lege die Handflächen vor dir auf dem Boden ab.
3 Strecke deine Wirbelsäule und wandere mit den Händen langsam weiter nach vorne, von der Hüfte weg.
4 Bei für dich maximaler Dehnung solltest du eine Pause einlegen.
5 Atme für 30 Sekunden ruhig weiter.
6 Führe 2 Wiederholungen aus.

DREIECK

MUSKULATUR

Bauch: *Schrägmuskulatur, Transversus abdominis*

Rücken: *Erector spinae*

Innere Oberschenkel: *Adduktoren*

VORTEILE

Diese aus dem Yoga stammende Übung bietet eine intensive Dehnung des unteren Bauchbereichs und streckt deine Seiten. Wenn sich der untere Rücken oder die Hüfte steif anfühlt, ist es die perfekte Übung für dich.

LEVEL UP

Bewege für eine stärkere Dehnung die Hand vom Knöchel abwärts und versuche, die Handfläche auf dem Boden abzulegen. Drücke dein Becken nach vorn und strecke die Arme durch, sodass sie eine Linie bilden.

DENK DRAN!

Wenn diese Dehnung anfangs zu anspruchsvoll ist, kannst du die Hand auch aufs Schienbein statt auf den Knöchel legen. Finde selbst heraus, was für deinen Körper am besten ist, und intensiviere die Dehnung nach und nach.

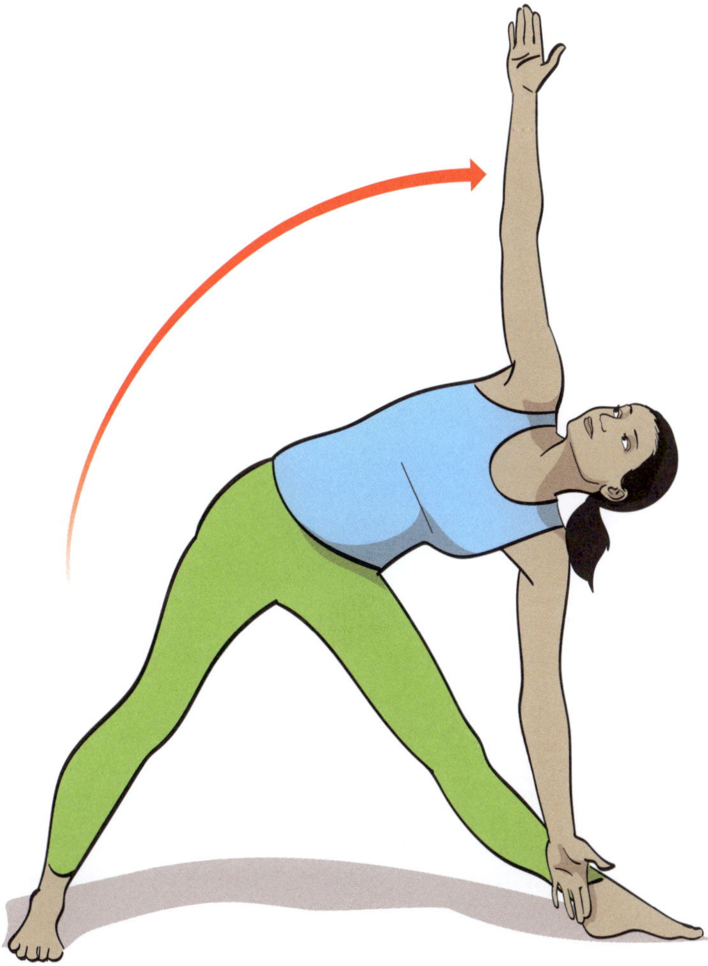

TYP
STATISCH, AKTIV

AUSFÜHRUNG

1. Stelle dich aufrecht hin und richte den Blick nach vorne, die Füße etwa einen Meter auseinander.
2. Drehe die Zehen des linken Fußes zur Seite, die des rechten zeigen nach vorne.
3. Öffne die Arme zur Seite und verlagere die Hüfte nach rechts, indem du dich in der Taille beugst.
4. Schiebe die Finger der linken Hand abwärts zum linken Knöchel und strecke den rechten Arm zur Decke.
5. Richte den Blick für 20 Sekunden auf die rechte Hand.
6. Wechsle die Seite und führe jeweils 3 Wiederholungen aus.

ROTATION DER WIRBELSÄULE

MUSKULATUR

Bauch: *Schrägmuskulatur, Transversus abdominis*

Hüfte: *Adduktoren*

Gesäß: *Piriformis, Gesäßmuskulatur*

VORTEILE

Eine sanfte Drehung der Wirbelsäule mit Unterstützung der Hände ist eine einfache Möglichkeit, den unteren Rücken, die Hüfte und den Rumpf entspannt zu dehnen. Diese Methode eignet sich für alle Altersgruppen und Körpertypen.

LEVEL UP

Setze dich, um deinen Gleichgewichtssinn zu fördern, auf einen Gymnastikball, die Füße flach auf dem Boden und etwa hüftbreit auseinander. Drücke dich, sobald du dich zu drehen beginnst, durch die Füße nach unten und aktiviere die Bauchmuskulatur.

DENK DRAN!

Bei Drehungen im Schneidersitz ist es immer sinnvoll, die Beinposition abzuwechseln. So dehnst du dich gleichmäßig und arbeitest auch an deiner nicht dominanten Körperseite.

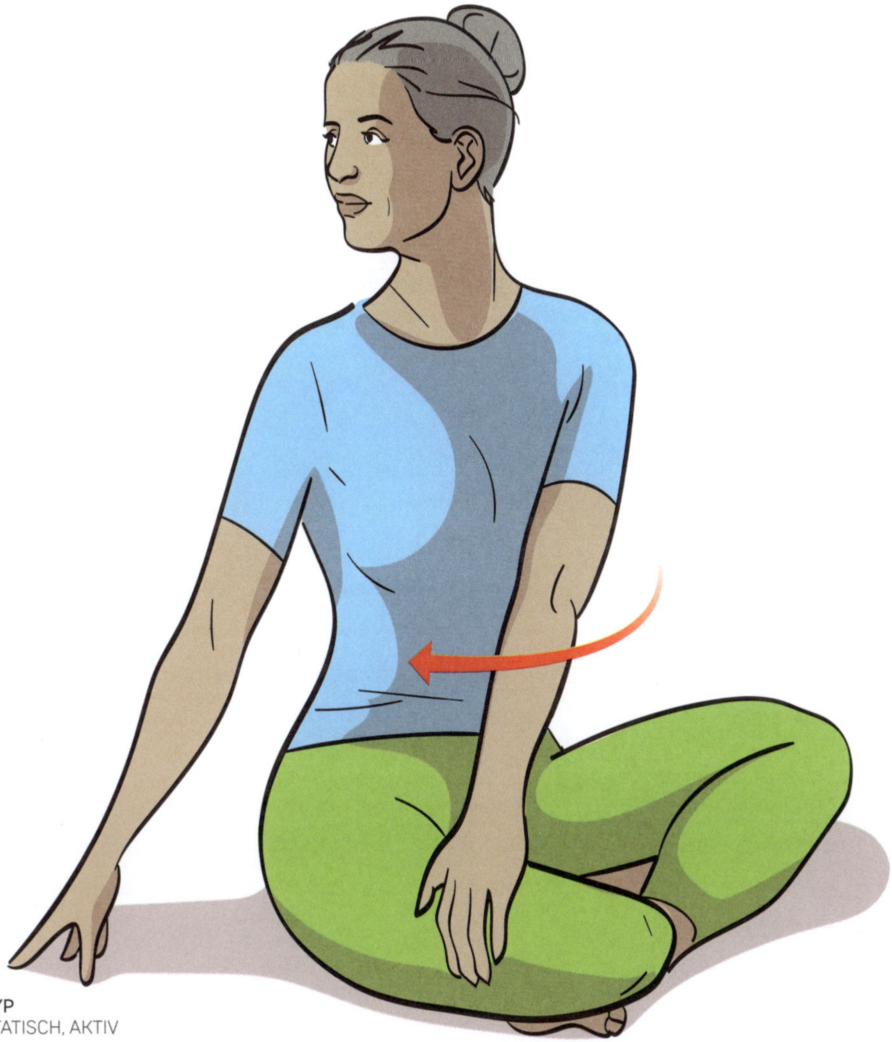

TYP
STATISCH, AKTIV

AUSFÜHRUNG

1. Setze dich hin und schlage die Beine locker übereinander.
2. Halte dich aufrecht und drehe den Körper nach rechts.
3. Greife mit dem linken Arm nach dem rechten Knie und mit dem rechten hinter die Hüfte.
4. Richte den Blick über die rechte Schulter und halte die Position.
5. Wechsle die Seite und führe jeweils 3 Wiederholungen aus.

SEITLICHER AUSFALLSCHRITT

MUSKULATUR

Oberschenkel: *Quadrizeps, Oberschenkelbizeps, Adduktoren*

Gesäß: *Gesäßmuskulatur, Piriformis*

VORTEILE

Indem du das Gewicht auf eine Seite verlagerst und den Ausfallschritt hältst, aktivierst du die großen Muskelgruppen, die Becken und Hüfte stützen, und stärkst zusätzlich kleinere Muskelgruppen in diesem Bereich. Diese isometrische Übung kann dazu beitragen, Schmerzen und Hüftsteifheit zu lindern.

LEVEL UP

Für eine stärkere Herausforderung kannst du dieser Übung ein wenig Gewicht hinzufügen. Halte einen kleinen Ball oder eine Hantel mit beiden Händen vor der Brust fest, während du den Ausfallschritt machst.

DENK DRAN!

Bei dieser Übung kommt es vor allem auf eine exakte Ausführung an. Um dein Kniegelenk zu schützen, sollte das Knie an der Seite nicht über deinen Knöchel hinausragen. Im Zweifelsfall solltest du einen größeren Schritt machen, um dies zu vermeiden.

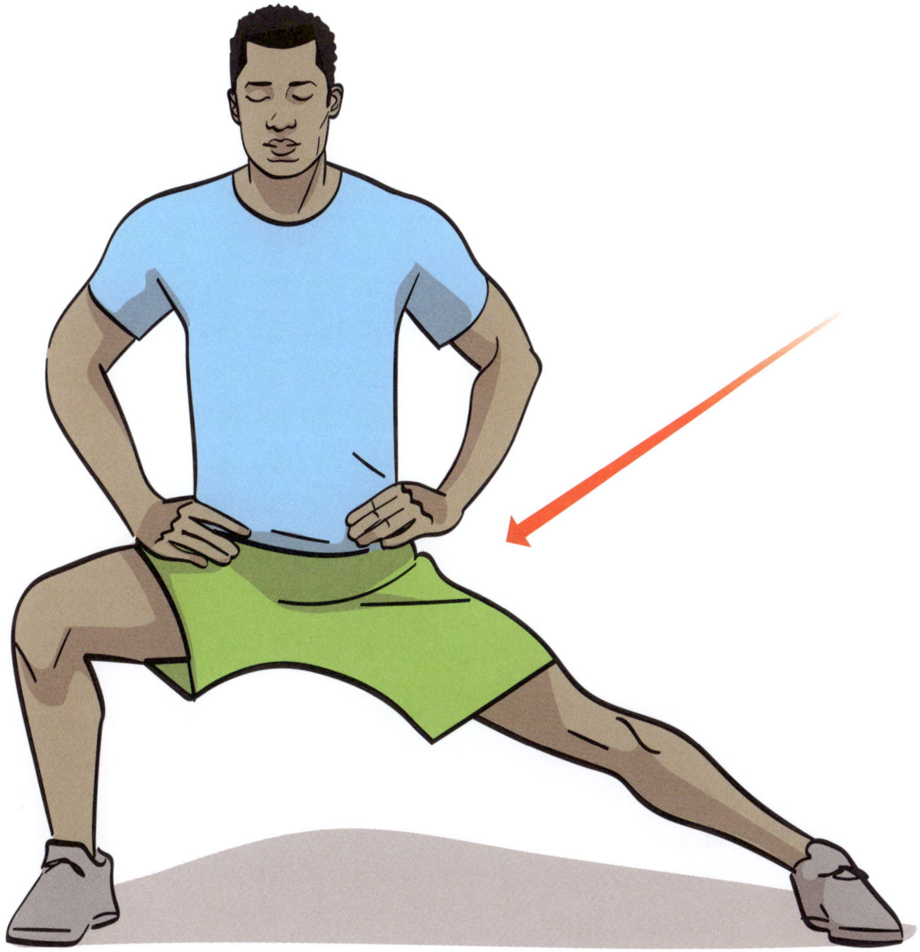

TYP
STATISCH, AKTIV

AUSFÜHRUNG

1 Stelle dich gerade hin. Mach einen großen Schritt zur Seite und drehe beide Füße leicht nach außen.
2 Lege deine Hände auf die Hüften und aktiviere die Bauchmuskulatur.
3 Beuge die Knie ganz langsam und halte den Rücken gerade.
4 Atme ruhig weiter und halte die Position für 30 Sekunden.
5 Wechsle die Seite und führe jeweils 3 Wiederholungen aus.

TAUBE

MUSKULATUR

Gesäß: *Piriformis, Gesäßmuskulatur*

Oberschenkel: *Adduktoren, Kniebeuger (rückseitige Oberschenkelmuskulatur)*

Rücken: *Erector spinae, Quadratus lumborum*

VORTEILE

Bei Muskelschmerzen im Beckenbereich verlierst du nicht nur an Kraft, sondern auch an Beweglichkeit. Nimm diese Haltung ein und du wirst merken, wie sich deine Hüftgelenke und die umliegende Stützmuskulatur öffnen.

LEVEL UP

Intensiviere diese Dehnung, indem du den Oberkörper aufrecht hältst. Stelle die Finger neben deiner Hüfte ab und übe leichten Druck nach oben aus.

DENK DRAN!

Auch deine Hände sollten einen Teil des Körpergewichts tragen, damit die Dehnung intensiver ausfällt.

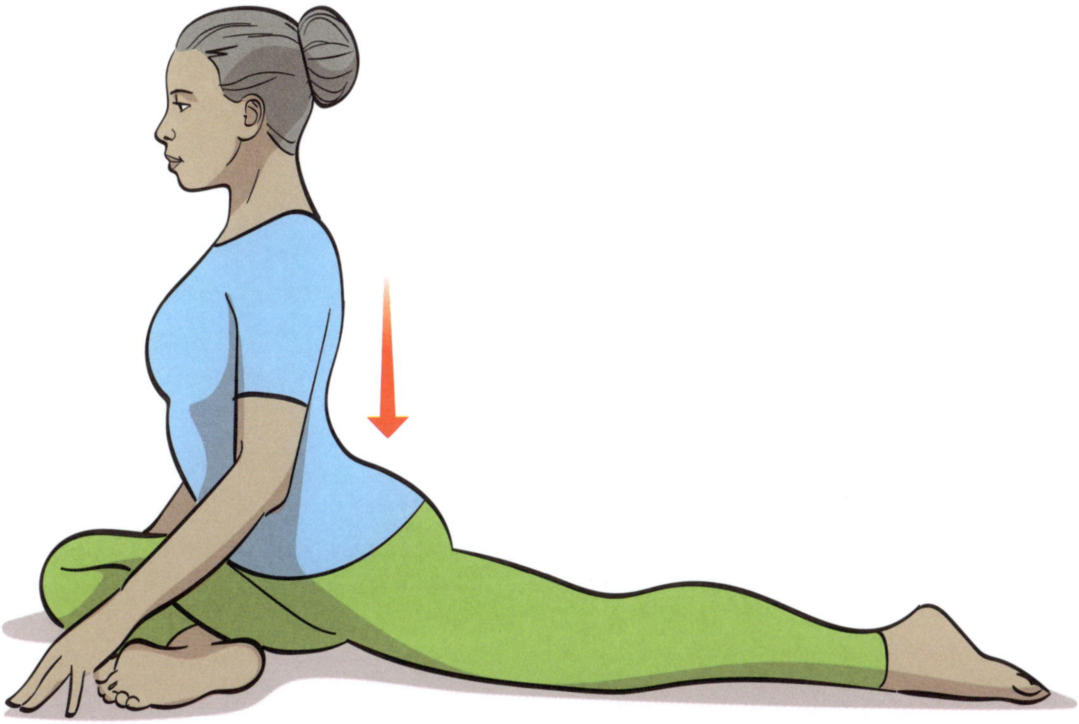

TYP
STATISCH, AKTIV

AUSFÜHRUNG

1. Beginne im Vierfüßlerstand.
2. Verlagere das Gewicht auf die Hände, führe das rechte Bein nach vorne und lege es vor deinem Körper angewinkelt auf dem Boden ab. Das Knie sollte sich auf einer Linie mit der Brust befinden.
3. Strecke das linke Bein nach hinten aus und halte das rechte gebeugt, während du mit den Händen langsam vorwärts wanderst.
4. Lege die Ellenbogen auf den Boden verschränke die Hände. Richte den Blick nach vorne und halte die Position für 30 Sekunden.
5. Führe auf jeder Seite 2 Wiederholungen aus.

HALBMOND

MUSKULATUR

Hüftbeuger: *Psoas, Iliacus, Sartorius*

Oberschenkel: *Quadrizeps, Kniebeuger, Adduktoren*

VORTEILE

Mit diesem Stretch erreichst du die Tiefenmuskulatur der Hüfte und öffnest die Vorder- und Rückseite des Beckens. Der Bauch wird gestrafft. Du solltest für diese Übung gut aufgewärmt sein, insbesondere im Bereich von Beinen, Rücken und Hüfte.

LEVEL UP

Vertiefe die Dehnung, indem du beide Beine gestreckt hältst. Beginne stehend und mach dann mit dem linken Fuß einen großen Schritt nach vorn. Lehne dich mit dem Oberkörper auf das Bein und lege die Hände auf dem Boden ab. Beuge den linken Fuß und halte diese Position 30 Sekunden.

DENK DRAN!

Achte darauf, dass du die Hüfte nicht seitwärts verschiebst, sondern gerade hältst. Entspanne Schultern und Nacken, während du dich nach vorne beugst.

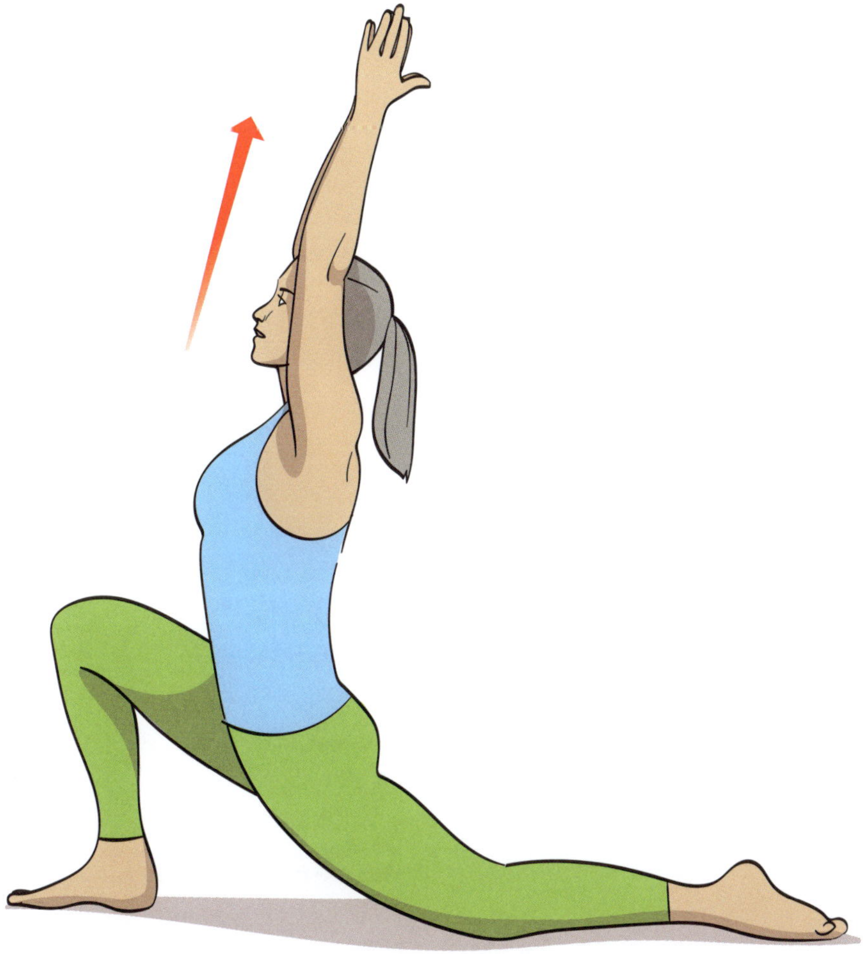

TYP
STATISCH, AKTIV

AUSFÜHRUNG

1. Knie dich hin, die Fußspitzen berühren den Boden.
2. Führe dein rechtes Bein nach vorne und stelle den Fuß auf den Boden, das Knie bleibt leicht gebeugt.
3. Strecke die Arme nach oben aus, halte den Rücken gerade und finde dein Gleichgewicht.
4. Beuge als Nächstes den Oberkörper nach vorn, und halte dein Gleichgewicht, indem du die Hände neben dir auf dem Boden ablegst.
5. Halte die Position für 20 Sekunden und wechsle die Seite.
6. Führe auf jeder Seite 3 Wiederholungen aus.

INNENROTATION DER HÜFTE

MUSKULATUR

Gesäß: *Piriformis, Gluteus minimus*

Oberschenkel: *Adduktoren, Abduktoren*

Unterer Rücken: *Psoas, Erector spinae*

VORTEILE

Die Innenrotation der Hüfte ist eine tolle Möglichkeit, um alle nach außen gerichteten Aktivitäten wie Sitzen, Gehen und Stehen auszugleichen. Diese Dehnung verbessert die Hüftflexibilität und öffnet gleichzeitig den auf andere Weise nur schwer zu erreichenden unteren Rücken.

LEVEL UP

Die Beine sind gespreizt, die Füße flach auf dem Boden. Lass beide Beine zugleich kontrolliert auf die rechte Seite fallen. Kehre in die Ausgangsposition zurück und wiederhole den Vorgang auf der linken Seite. Führe zehn Wiederholungen aus.

DENK DRAN!

Halte die Bauchmuskeln stets aktiviert. Atme tief ein und aus, während du die Übung langsam und bewusst ausführst.

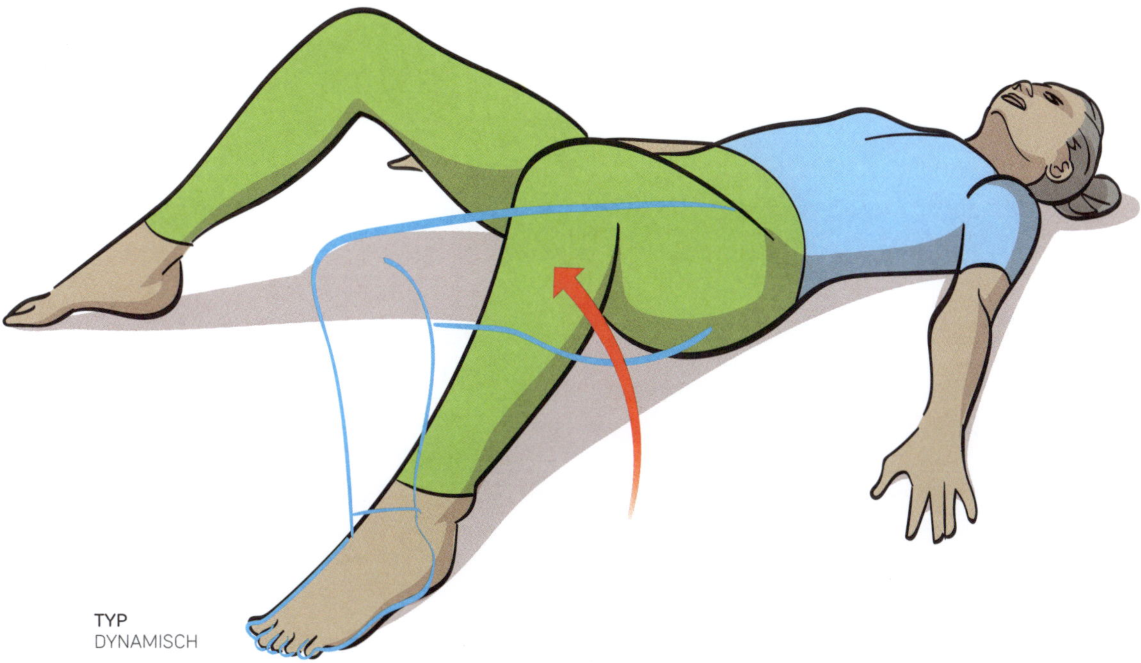

TYP
DYNAMISCH

AUSFÜHRUNG

1. Lege dich auf den Rücken, die Knie etwa 90 Grad angewinkelt, die Füße schulterbreit auseinander.
2. Strecke die Arme seitlich aus, drücke die Handflächen in den Boden.
3. Senke dein linkes Knie langsam Richtung Boden ab, drehe den Fuß nach innen und kehre in die Ausgangsposition zurück.
4. Wiederhole den Vorgang auf der anderen Seite.
5. Führe auf jeder Seite 10 Wiederholungen aus.

9.
KAPITEL

BEINE, KNIE, FÜSSE & KNÖCHEL

Die Beine sind das Fundament deines Körpers, denn sie geben dir Halt und Stabilität. Eine gestärkte und dehnbare Muskulatur in Oberschenkeln, Waden, Knien, Knöcheln und Füßen lindert Schmerzen, verbessert die Körperhaltung, beugt Verletzungen vor und unterstützt die Regeneration nach dem Sport.

VORBEUGE STEHEND

MUSKULATUR

Oberschenkel: *Kniebeuger*

Waden: *Gastrocnemius, Soleus*

Gesäß: *Gesäßmuskulatur*

VORTEILE

Bei dieser Bewegung spürst du, dass die Muskulatur der Hüfte über die Rückseite der Beine mit den Füßen verbunden ist. Außerdem strömt bei dieser Übung das Blut vermehrt in die Füße.

LEVEL UP

Halte einen kleinen Ball mit Gewicht in den Händen. Senke den Ball, während du dich nach vorne beugst, in Richtung Füße ab und lass die Schwerkraft die Dehnung verstärken.

ON THE FLY

Diese Übung eignet sich ganz besonders, wenn du eine Spannung in der Rückseite der Beine spürst. Suche dir einen Ort mit ausreichend Platz, um nach deinen Zehen zu greifen, und schon kann's losgehen.

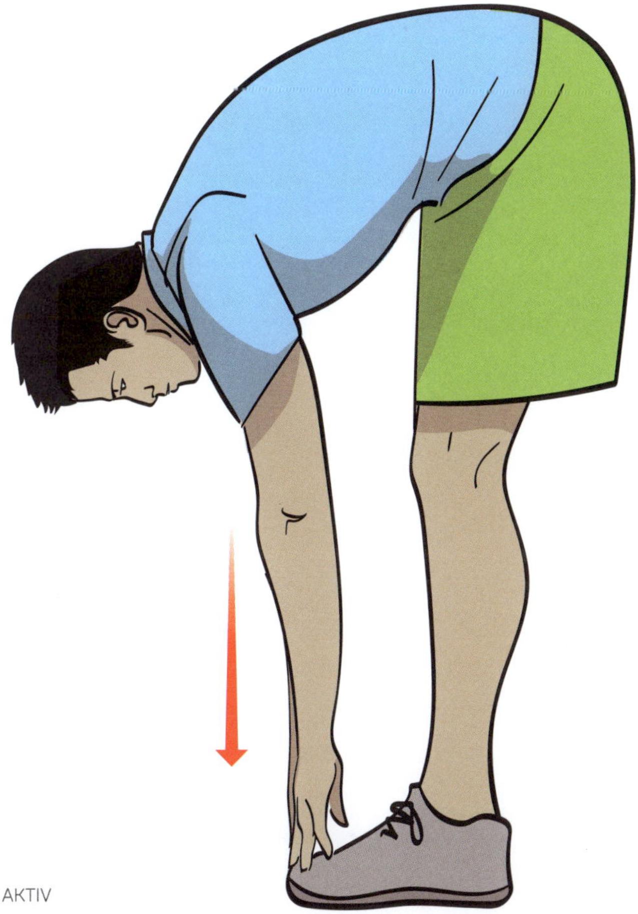

TYP
STATISCH, AKTIV

AUSFÜHRUNG

1 Stelle dich schulterbreit hin und strecke den Rücken durch.
2 Senke den Kopf ab und beuge den Oberkörper aus der Hüfte langsam, Wirbel für Wirbel nach vorne. Die Arme lässt du locker baumeln.
3 Berühre, wenn du kannst, die Zehen und atme dabei tief ein und aus.
4 Halte diese Position für 10 Sekunden.
5 Rolle dich langsam durch den unteren Rücken und die Wirbelsäule wieder hoch und kehre zurück in die neutrale Position.
6 Führe 3 bis 5 Wiederholungen aus.

OBERSCHENKEL-STRETCH

MUSKULATUR

Oberschenkel: Quadrizeps

Schienbeine: *Tibialis*

VORTEILE

Wenn du schon einmal so lang gesessen hast, dass sich deine Hüfte vorne steif und verkrampft anfühlt, ist diese Dehnung perfekt für dich. Damit löst du Verspannungen und Steifheit, die auf eine sitzenden Haltung zurückgehen.

LEVEL UP

Fasse den Fuß, um deinen äußeren Oberschenkel und dein Iliotibialband zu dehnen, mit der anderen Hand. Drehe das angehobene Bein leicht nach außen und bring die Ferse zur gegenüberliegenden Hüftseite.

DENK DRAN!

Drücke dein Becken nach vorn, halte die Hüfte gerade, ohne dabei die untere Wirbelsäule zu beugen. Stütze dich, wenn nötig, an einer Wand oder einem Stuhl ab, um das Gleichgewicht zu halten.

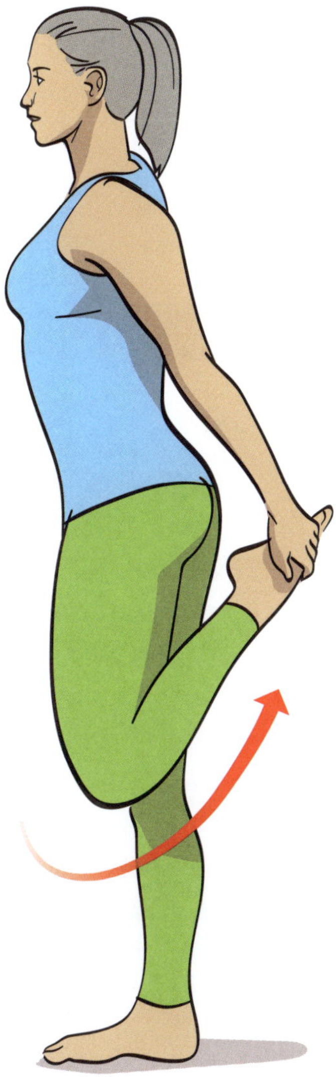

TYP
STATISCH, PASSIV

AUSFÜHRUNG

1. Stelle dich mit gerade ausgerichteten Füßen hin.
2. Beuge das linke Bein, sodass du die Ferse hinter das Gesäß bringst.
3. Ergreife mit dem linken Arm den Fuß hinter dir, halte ihn fest und stütze die rechte Hand in die Hüfte, um das Gleichgewicht zu halten.
4. Ziehe die linke Ferse näher an den Körper, halte die Position für 10 bis 15 Sekunden und kehre dann in die Ausgangsposition zurück.
5. Führe mit jedem Bein 2 bis 3 Wiederholungen aus.

KNIEBEUGER-STRETCH

MUSKULATUR

Oberschenkel: *Kniebeuger, Quadrizeps*

Waden: *Gastrocnemius, Soleus*

VORTEILE

Diese Übung ist für alle Altersgruppen und Körpertypen einfach auszuführen, weil sie die Schwerkraft für die Dehnung nutzt. Sie eignet sich gut, um sich vor dem Training auf- oder danach abzuwärmen und um Schmerzen im unteren Rückenbereich zu lindern.

LEVEL UP

Du kannst ein aufgerolltes Handtuch oder ein Fitnessband zur Hand nehmen, um den Bewegungsradius zu maximieren. Wickle das Band um deinen erhobenen Fuß und halte die Enden mit beiden Händen fest. Ziehe das Bein, wenn du es anziehst, mit dem Band noch näher zur Brust.

DENK DRAN!

Verspannte Kniebeuger können bis in die Schultern hinauf für Verspannungen sorgen. Denke bei dieser Übung daran, den Nacken zum Boden hin- und die Schultern von den Ohren wegzudrücken.

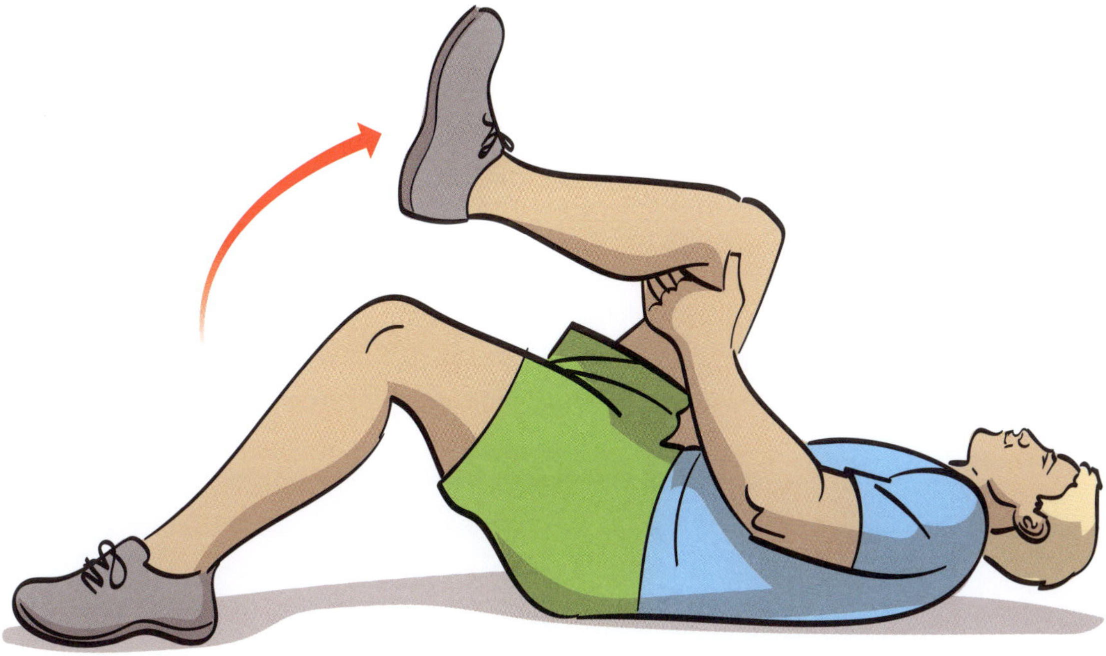

TYP
STATISCH, PASSIV

AUSFÜHRUNG

1. Lege dich mit angewinkelten Knien auf den Rücken, die Füße bleiben auf dem Boden.
2. Hebe das rechte Bein an und greife mit beiden Händen in die Kniekehle.
3. Aktiviere die Bauchmuskeln, beuge den Fuß und strecke das Bein.
4. Halte die Position für 15 bis 20 Sekunden und entspanne dann wieder.
5. Führe auf jeder Seite 5 Wiederholungen aus.

SICHEL

MUSKULATUR

Schienbeine: *Tibialis anterior*

Füße: *Extensoren*

Zehen

VORTEILE

Viele von uns verbringen täglich viele Stunden auf den Füßen, bringen ihnen aber nicht genug Aufmerksamkeit entgegen. Schmerzen in Hüfte, Knien und im unteren Rücken haben ihre Quelle nicht selten in den Füßen. Probier's mal mit dieser Dehnung, um deinen Füßen wieder Kraft zu geben.

LEVEL UP

Fasse den Fuß, um eine noch tiefere Dehnung des Sprunggelenks zu erreichen, knapp unter den Zehen. Ziehe den Mittelfuß nach oben und lasse die andere Hand zur Unterstützung auf dem Schienbein.

DENK DRAN!

Diese Dehnung kannst du auf einem Stuhl oder auch auf dem Boden sitzend ausführen – also quasi überall. Zieh nur vorher die Schuhe aus, um die Muskeln wirklich isoliert dehnen zu können.

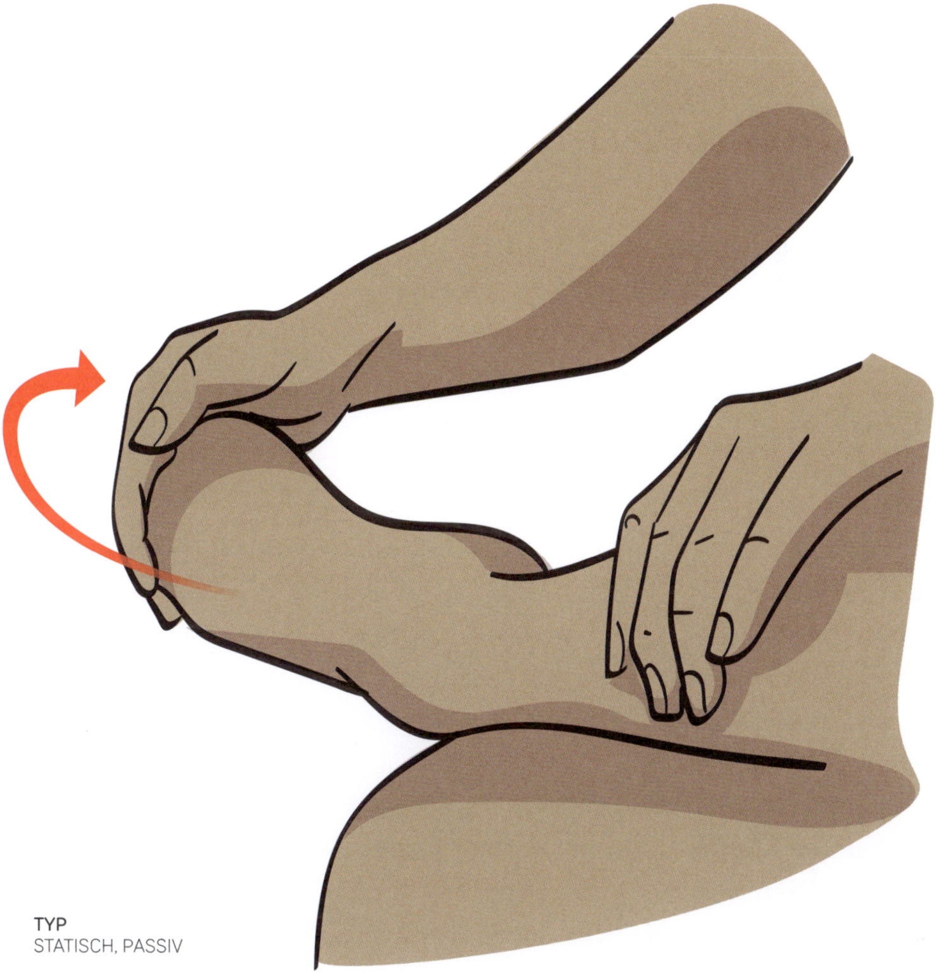

TYP
STATISCH, PASSIV

AUSFÜHRUNG

1. Finde eine bequeme Sitzposition und lege den linken Fuß auf dem rechten Knie ab.
2. Stütze mit der linken Hand das Schienbein, während du mit der rechten nach den Zehen greifst.
3. Ziehe die Zehen in Richtung der linken Schulter.
4. Halte die Position für 10 bis 15 Sekunden und wechsle die Seite.
5. Führe auf jeder Seite 3 Wiederholungen aus.

ZEHEN-STRETCH

MUSKULATUR

Füße: *Extensoren*

Fußsohle: *Plantarfaszie*

Zehen

VORTEILE

Der Bewegungsradius deiner Zehen kann von Zeh zu Zeh sehr unterschiedlich sein, wie du bei dieser Übung merken wirst. Sie zielt nicht nur auf deine Zehen ab, sondern entspannt auch müde Knöchel und Fußsohlen. Wenn du zu starke Beanspruchung in deinen Füßen spürst, ist diese Dehnung perfekt für dich.

LEVEL UP

Versuche es mal mit verschiedenen Richtungen wie auf und ab, wenn du die Zehen auseinanderziehst; so werden benachbarte Zehen in unterschiedliche Richtungen gezogen.

DENK DRAN!

Trotz ihrer Kleinheit spielen die Zehen eine große Rolle bei der Verteilung des Körpergewichts. Denk dran, sie zu pflegen und vorsichtig mit ihnen umzugehen.

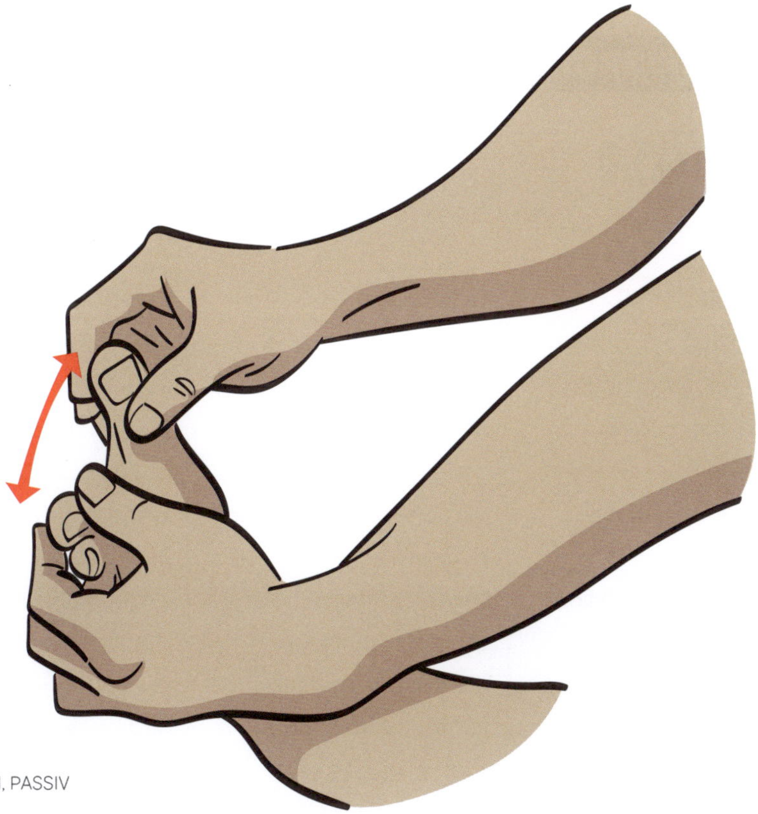

TYP
STATISCH, PASSIV

AUSFÜHRUNG

1. Suche dir eine bequeme Sitzposition und lege den linken Knöchel auf das rechte Knie.
2. Ziehe den großen Zeh und den Zeigezeh auseinander.
3. Wiederhole dies mit dem Zeigezeh und dem mittleren Zeh.
4. Fahre so mit dem gesamten Fuß fort.
5. Atme dabei ruhig weiter und führe an jedem Fuß 3 bis 5 Wiederholungen aus.

KNIEHEBELAUF

MUSKULATUR

Oberschenkel: *Quadrizeps, Kniebeuger*

Gesäß: Gesäßmuskulatur

VORTEILE

Diese Dehnung des Knies hat viele Vorteile: Du dehnst nicht nur Knie und Oberschenkel, sondern verbesserst auch Kraft, Koordination und Durchblutung von Bauch- und Beinmuskulatur sowie Hüfte. Du kannst dich mit dieser Übung sehr gut für eine Joggingrunde aufwärmen.

LEVEL UP

Für eine zusätzliche Herausforderung kannst du dir leichte Gewichte um die Fußgelenke binden und die Übung ganz langsam ausführen. So stärkst du den Quadrizeps und verbesserst dein Gleichgewicht. Führe mit jedem Bein fünf Wiederholungen aus.

DENK DRAN!

Diese einfache Übung kannst du überall durchführen. Sie eignet sich besonders zum Aufwärmen für eine ganze Reihe von Sportarten und Aerobic-Work-outs. Spanne den Bauch an, um die Bewegung kontrolliert ausführen zu können.

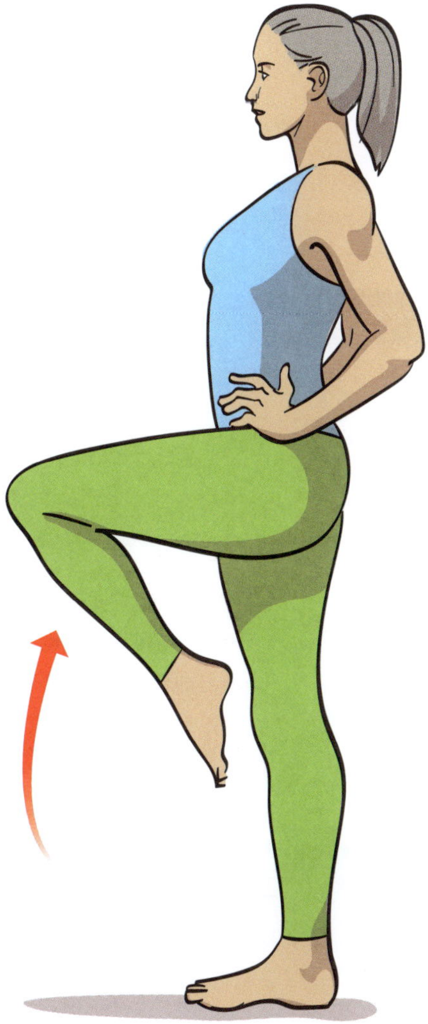

TYP
DYNAMISCH

AUSFÜHRUNG

1. Stelle dich aufrecht hüftbreit hin und lege die Hände auf die Hüften.
2. Verlagere das Gewicht auf den rechten Fuß, spanne die Bauchmuskeln an und hebe dein linkes Knie, sodass der Oberschenkel parallel zum Boden verläuft.
3. Senke den Fuß auf den Boden ab, indem du einen Schritt nach vorn machst, und wiederhole den Vorgang auf der anderen Seite.
4. Gehe so langsam weiter, 10 Schritte mit jedem Bein.
5. Drehe dich um und führe 3 Wiederholungen aus.

KNÖCHELKREISEN

MUSKULATUR

Schienbeine: *Tibialis anterior*

Fußsohle: *Plantarfaszie*

Zehen

VORTEILE

Durch kreisförmige Bewegungen förderst du die Durchblutung, Beweglichkeit und Entspannung. Indem du das Sprunggelenk isolierst und es in seinem maximalen Bewegungsradius kreisen lässt, kannst du deine müden oder schmerzenden Füße entspannen.

LEVEL UP

Vergrößere den Bewegungsradius, indem du mit deiner Hand unterstützend auf den Knöchel einwirkst. Halte bei der Ausführung mit der rechten Hand den linken Fuß fest und lasse den Knöchel sanft in alle Richtungen kreisen.

DENK DRAN!

Diese Dehnung kannst du fast überall ausführen, mit oder ohne Schuhe. Du darfst dich dabei auch an einer Wand abstützen, um das Gleichgewicht besser halten zu können.

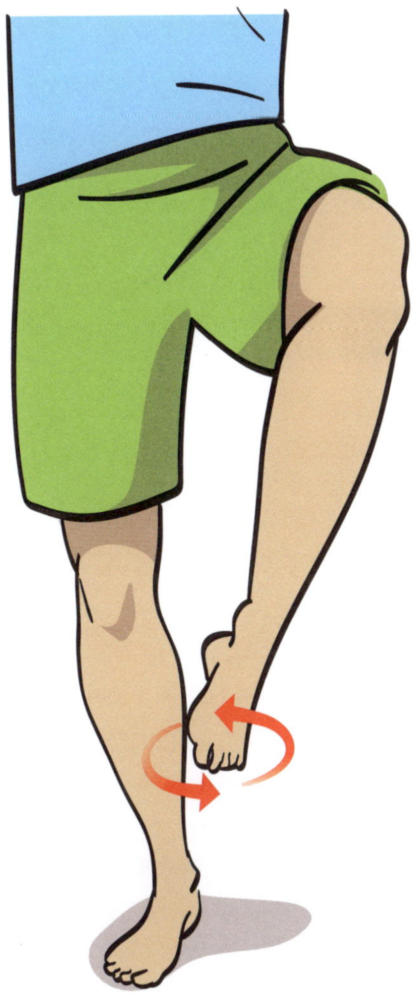

TYP
DYNAMISCH

AUSFÜHRUNG

1 Stelle dich hüftbreit hin und stemme die Hände in die Hüften.
2 Beuge das linke Knie, sodass du den Fuß vom Boden hebst.
3 Führe nun mit dem Fuß kleine Kreisbewegungen gegen den Uhrzeigersinn aus, erst mit den Zehen zum Boden, nach rechts außen, nach oben zur Decke, dann nach links.
4 Beschreibe fünf Kreise und wechsle dann die Richtung und lasse den Fuß im Uhrzeigersinn kreisen.
5 Führe mit jedem Fuß 5 Wiederholungen aus.

POINTE & FLEX

MUSKULATUR

Schienbeine: *Tibialis anterior*

Waden: *Gastrocnemius, Soleus*

Fußsohlen: *Plantarfaszie*

Zehen

VORTEILE

Falls du nicht zufällig Ballett tanzt, sind deine Füße wahrscheinlich meistens gebeugt. Probiere mal diese Übung, bei der du den Fuß abwechselnd streckst und beugst, um müde Füße zu beleben und steife Glieder aufzulockern.

LEVEL UP

Wickle ein Fitnessband oder ein aufgerolltes Handtuch um deinen Fuß. Ziehe am Band, während du den Fuß beugst. Drücke die Beine in den Boden, die Fersen von dir weg und ziehe die Zehen so weit es geht zu dir hin.

DENK DRAN!

Wenn du Zeit für eine kurze Pause hast, such dir einen ruhigen Platz, auf einem Stuhl oder auf dem Boden, zieh die Schuhe aus und dehne deine Füße.

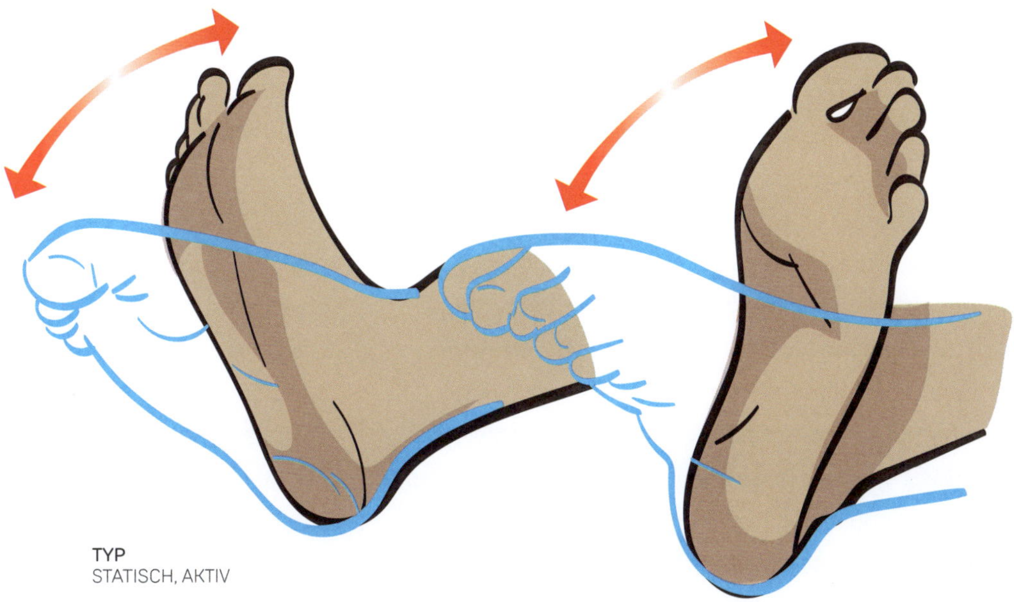

TYP
STATISCH, AKTIV

AUSFÜHRUNG

1 Setze dich bequem mit ausgestreckten Beinen hin.
2 Strecke den Fuß bis zu den Zehen durch, so weit es geht.
3 Halte die Dehnung für 15 Sekunden und kehre dann in die Ausgangsposition zurück.
4 Beuge nun den Fuß, indem du die Waden aktivierst, die Fersen nach unten drückst und deine Zehen zu dir hin ziehst.
5 Halte diese Position für 15 Sekunden.
6 Führe auf jeder Seite 5 Wiederholungen aus.

TIBIALIS-STRETCH

MUSKULATUR

Schienbeine: *Tibialis anterior*

Waden: *Gastrocnemius, Soleus*

VORTEILE

Aufgrund der Wirkung der Schwerkraft kannst du die Hüfte entspannen und so Schienbeine, Waden und Füße dehnen. Diese regenerative Übung lindert Steifheit und Schmerzen in den Beinen und kann auch nach Flugreisen gegen geschwollene Knöchel helfen.

LEVEL UP

Wenn du für die Fortgeschrittenenvariante bereit bist, kannst du die Yogaübung „Supta Virasana" ausprobieren: Knie dich mit den Füßen gut hüftbreit hin, lege die Arme hinter dich und senke den Rücken langsam Richtung Boden.

DENK DRAN!

Bei Knieschmerzen und falls die Grundhaltung für dich unbequem ist, kannst du auch ein Handtuch oder eine Decke unter die Hüfte legen, um sie zu stützen.

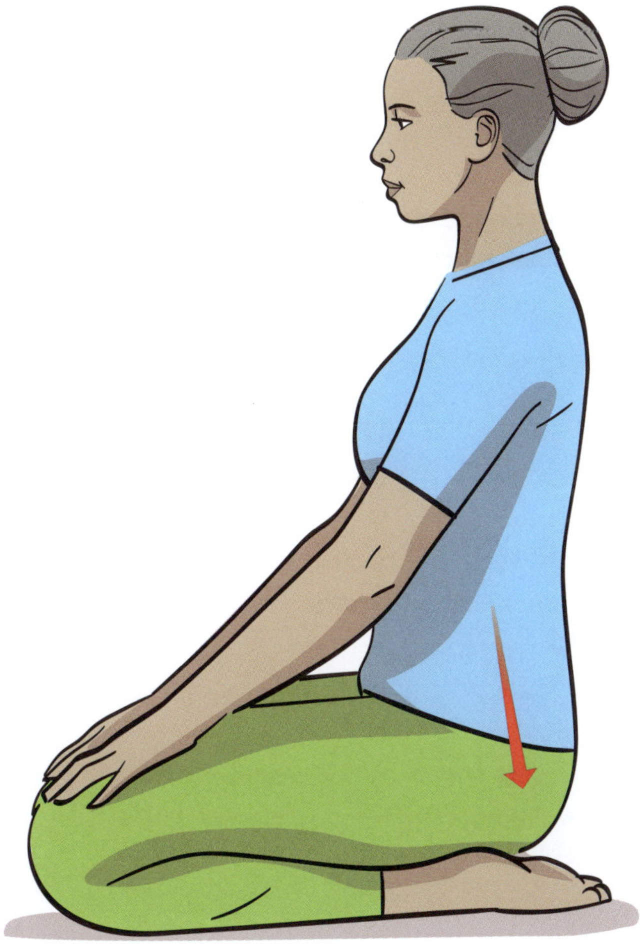

TYP
PASSIV

AUSFÜHRUNG

1 Beginne auf allen vieren, mit den Füßen auf dem Boden.
2 Die Beine sollten sich berühren.
3 Kippe die Hüfte langsam in Richtung der Füße, sodass sie auf den Fersen zu liegen kommt und du kniest.
4 Aktiviere die Bauchmuskulatur und setze dich gerade hin. Lege die Hände auf die Oberschenkel und atme tief ein und aus.
5 Halte die Position für 30 Sekunden und führe 3 Wiederholungen aus.

SUMO-KNIEBEUGE

MUSKULATUR

Oberschenkel: *Quadrizeps, Kniebeuger, Abduktoren, Adduktoren*

VORTEILE

Stelle dich breitbeinig hin und senke dich in die Sumo-Kniebeuge ab, mit dem du die Hüft- und Beinmuskulatur aktivierst und dehnst. Auch dein Bauch bekommt mit dieser Übung ein kleines Work-out. Die Position zu halten, ist eine Herausforderung –du musst tief in die Knie gehen und den Bauch durchgehend anspannen. So kannst du dich gut für Sportarten wie Krafttraining oder Laufen aufwärmen.

LEVEL UP

Um deine Bauchmuskulatur ein wenig mehr zu fordern, kannst du einen Medizinball über den Kopf strecken, während du die Knie beugst und dich in die Sumo-Kniebeuge begibst.

DENK DRAN!

Diese Übung kannst du bei entsprechender Kleidung überall ausführen. Suche dir einen Ort aus, an dem du genug Platz hast, um in die Hocke zu gehen, und achte darauf, den Oberkörper während der gesamten Übung anzuspannen.

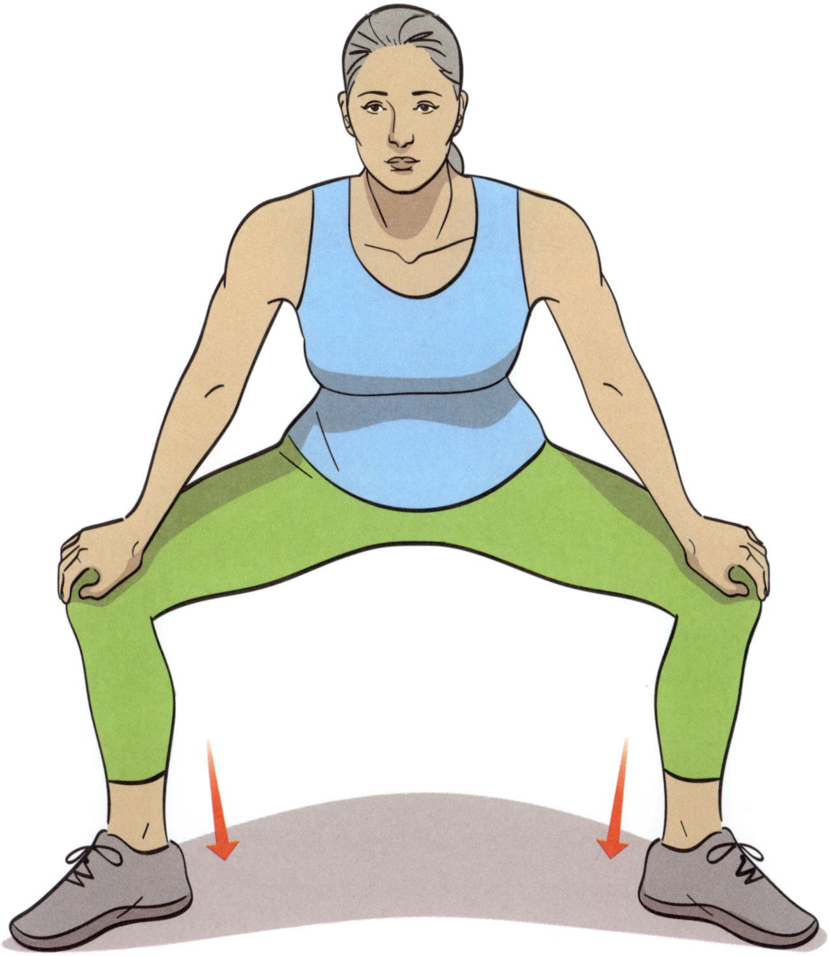

TYP
AKTIV

AUSFÜHRUNG

1 Stelle dich möglichst breitbeinig hin.

2 Aktiviere die Bauchmuskulatur und führe eine Kniebeuge aus, wobei deine Knie sich in einer Linie mit den Knöcheln und die Oberschenkel sich parallel zum Boden befinden sollten.

3 Lege die Hände auf den Knien ab.

4 Halte die Position für 20 bis 30 Sekunden.

5 Führe 3 Wiederholungen aus.

HERABSCHAUENDER HUND

MUSKULATUR

Gesäß: *Piriformis, Gesäßmuskulatur*

Oberschenkel: *Adduktoren, Abduktoren, Kniebeuger*

Waden: *Gastrocnemius, Soleus*

Schultern: *Deltamuskeln*

VORTEILE

Der herabschauende Hund ist eine klassische Yogaübung, die besonders viel Energie verleiht. Unabhängig von Leistungsniveau oder Alter maximiert diese Übung die Dehnung des gesamten Körpers, da du dich mit Armen und Beinen in den Boden drückst.

LEVEL UP

Hebe die Fersen vom Boden und balanciere auf den Fußballen, um dich noch ein wenig mehr herauszufordern. Beuge dabei die Knie leicht und schiebe die Hüfte nach oben.

DENK DRAN!

Je fester du die Fersen nach unten drückst, desto intensiver wirst du die Dehnung in Unterkörper und Rücken spüren.

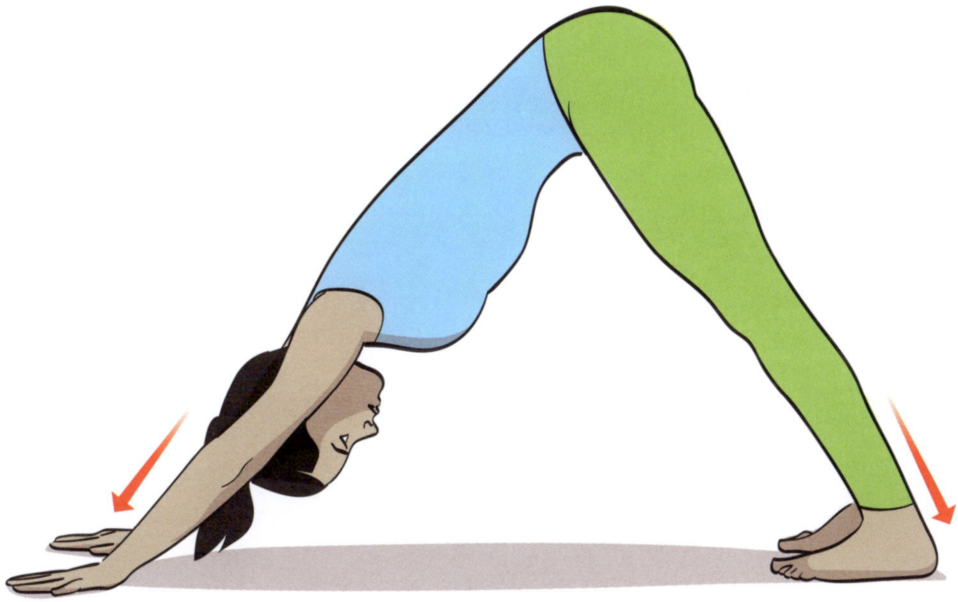

TYP
STATISCH, PASSIV

AUSFÜHRUNG

1 Beginne im Vierfüßlerstand, die Hände unter den Schultern und die Knie unter der Hüfte.

2 Spreize die Finger und drücke mit Händen und Füßen fest in den Boden. Atme tief ein, um dich vorzubereiten.

3 Hebe beim Ausatmen die Knie vom Boden, strecke die Beine und drücke die Hüfte nach oben. Stell dir vor, dein Körper bildet ein Dreieck.

4 Aktiviere die Bauchmuskulatur, drücke die Wirbelsäule durch und richte den Blick auf deinen Bauch.

5 Halte diese Position für 30 bis 45 Sekunden, kehre in die Ausgangsposition zurück und führe 3 Wiederholungen aus.

WADEN-STRETCH AN DER WAND

MUSKULATUR

Waden: *Gastrocnemius, Soleus*

Schienbeine: *Tibialis anterior*

Oberschenkel: *Kniebeuger*

VORTEILE

Diese intensive Dehnung der Waden und der Achillessehne ist bei Läufern besonders beliebt. An der Wand kannst du tiefere Muskelschichten erreichen und dabei trotzdem das Gleichgewicht halten.

LEVEL UP

Sobald du dich mit der Übung wohlfühlst, kannst du die Dehnung intensivieren, indem du die Füße drehst. Drehe, während du die rechte Wade dehnst, die Zehen erst leicht nach rechts außen, dann nach links. So wirst du auch in der seitlichen Wade eine Dehnung spüren.

DENK DRAN!

Diese Dehnung sollte sanft und mit wenig Kraftaufwand durchgeführt werden. Achte darauf, die Wade nicht zu überdehnen, indem du die Ferse langsam nach unten drückst.

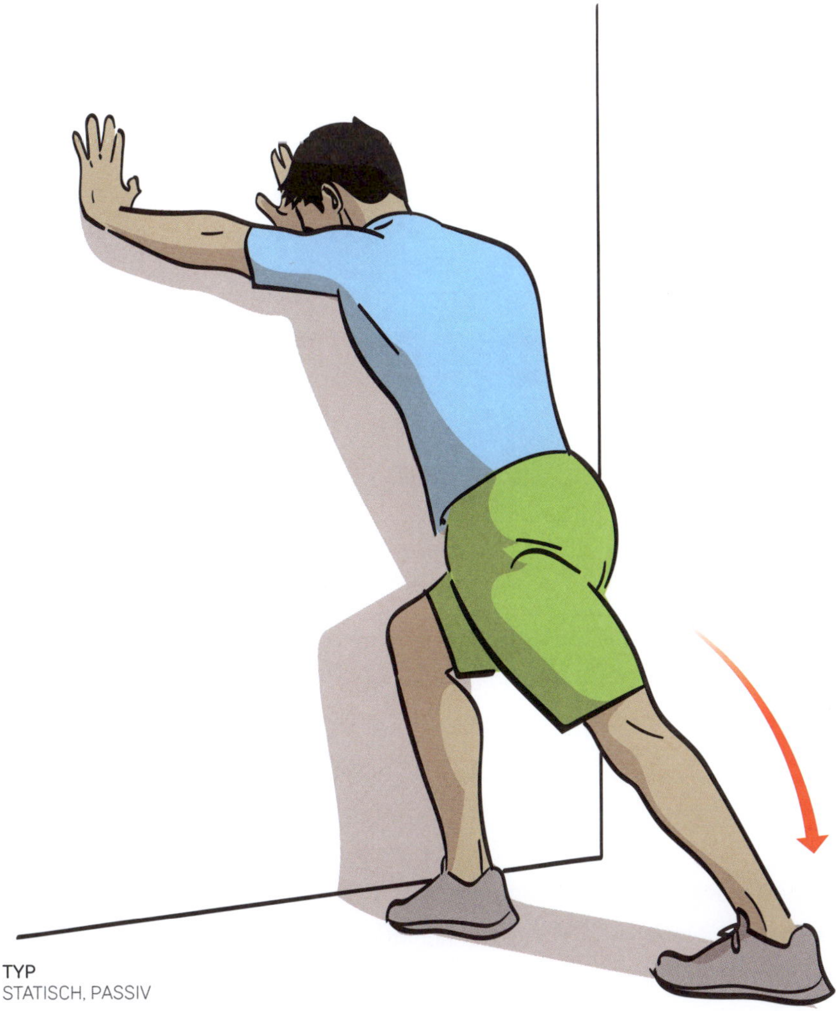

TYP
STATISCH, PASSIV

AUSFÜHRUNG

1. Stelle dich gerade vor eine Wand.
2. Lege deine Hände in Schulterhöhe an die Wand und strecke die Arme durch.
3. Beuge das rechte Knie und tritt mit dem linken einen Schritt zurück.
4. Strecke das linke Bein durch, drücke die Ferse nach unten und beuge das rechte Knie langsam weiter.
5. Halte diese Position für 20 bis 30 Sekunden, kehre in die Ausgangsposition zurück und wiederhole den Vorgang auf der anderen Seite.
6. Führe 3 Wiederholungen aus.

ACHILLES-STRETCH

MUSKULATUR

Waden: *Gastrocnemius, Soleus*

Schienbeine: *Tibialis anterior*

Oberschenkel: *Kniebeuger*

VORTEILE

Diese einfache, aber intensive Übung dehnt die Muskulatur der Beinrückseite von der Hüfte bis zur Ferse. Sie lindert die Schmerzen, die Verspannungen in der hinteren Oberschenkelmuskulatur sowie Arthritis in Knien oder Knöcheln verursachen.

LEVEL UP

Mit einem Fitnessband kannst du den Dehnungseffekt maximieren. Wickle es um deine Fußsohlen und nimm die Enden in die Hand. Ziehe fest am Band, während du die Füße beugst, und drücke die Fersen nach unten.

DENK DRAN!

Drücke die Schultern nach hinten unten und öffne den Brustkorb. Ziehe, wenn du die Zehen nicht erreichst, die Beine lieber ein wenig stärker an, statt den Rücken zu krümmen.

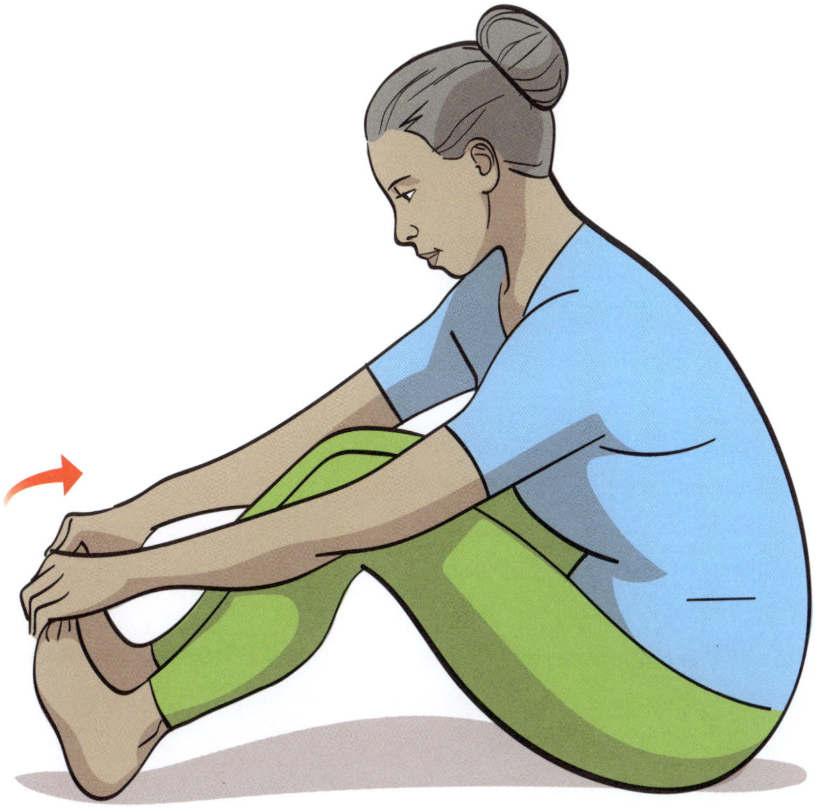

TYP
STATISCH, PASSIV

AUSFÜHRUNG

1 Setze dich bequem mit ausgestreckten Beinen hin.
2 Beuge die Knie, aktiviere die Wadenmuskulatur und beuge die Füße.
3 Ergreife die Zehen und ziehe sie zu dir, während du die Fersen nach unten drückst.
4 Halte diese Position für 10 bis 15 Sekunden und kehre dann in die Ausgangsposition zurück.
5 Führe 3 Wiederholungen aus.

AUSFALLSCHRITT

MUSKULATUR

Oberschenkel: *Kniebeuger, Quadrizeps, Adduktoren*

Gesäß: *Gesäßmuskulatur*

Schienbeine: *Tibialis anterior*

VORTEILE

Der Ausfallschritt erlaubt eine besonders tiefe Hüftdehnung und öffnet insbesondere Beine und Becken. Du solltest Rücken, Hüften und Beine vor dieser Übung gründlich aufwärmen, da sie ein wenig anspruchsvoller ist.

LEVEL UP

Intensiviere die Dehnung, indem du die Position für 10 bis 15 Sekunden hältst.

DENK DRAN!

Schütze die Kniegelenke, indem du darauf achtest, das Knie nicht zu überdehnen. Es sollte nicht über den Knöchel herausragen.

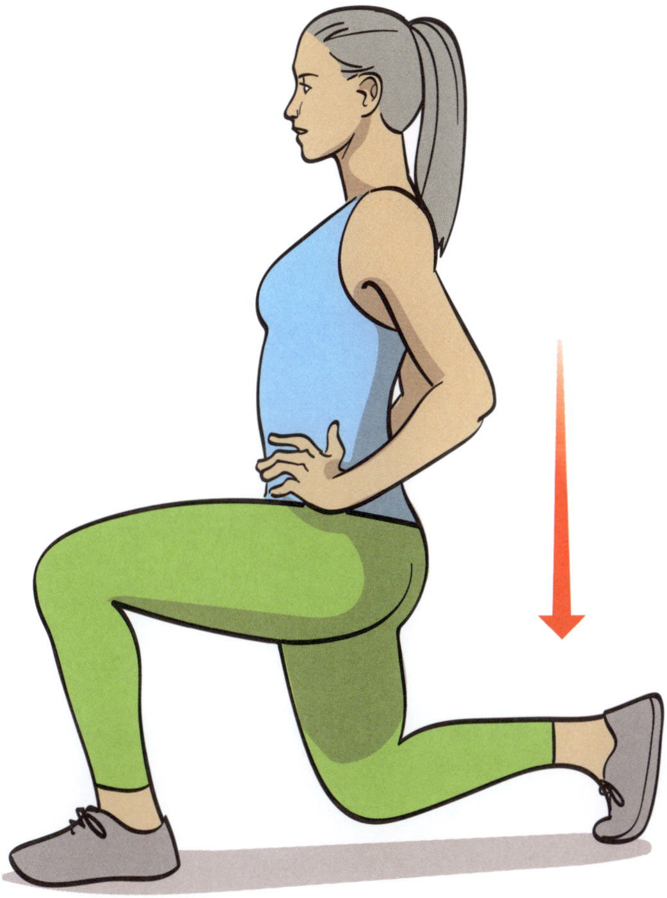

TYP
DYNAMISCH

AUSFÜHRUNG

1. Stelle dich gerade hin, die Füße hüftbreit auseinander. Lege die Hände auf die Hüften.
2. Mach einen Schritt nach vorn, drücke die Ferse in den Boden.
3. Verlagere dein Gewicht auf das rechte Bein und senke dein Knie zum Boden hin ab.
4. Drücke, um in die Ausgangsposition zurückzugelangen, die Ferse erneut in den Boden und mach einen Schritt zurück.
5. Führe auf jeder Seite 5 Wiederholungen aus.

3. TEIL

Einfache Routinen

10.
KAPITEL

EINFACHE ROUTINEN

Nun, da du die Übungen in diesem Buch gemeistert und eine gewisse Ausdauer hast, kannst dich den Routinen zuwenden. Im auf dieser Seite beginnenden 10. Kapitel werden einfache Rundumroutinen vorgestellt, die sich für jede Tageszeit eignen. Oder möchtest du dich vielleicht auf einen speziellen Bereich deines Körpers konzentrieren, der dir besondere Schmerzen bereitet? Dann blättere zum 11. Kapitel mit dem Titel „Stretching gegen Schmerzen" (Seite 170). Hier findest du Dehnübungen für Rücken, Schultern, schmerzende Füße und vieles mehr. Im 12. Kapitel werden Sportroutinen (Seite 178) präsentiert, mit denen du deine Konkurrenten in kürzester Zeit hinter dir lässt.

ALLTAGSROUTINEN

Diese fünf Routinen kannst du jeden Tag ausführen, such dir einfach eine aus! Ob du eine Routine brauchst, die dir beim Aufstehen hilft, oder ob du dich nach einem langen Arbeitstag entspannen willst – hier wirst du fündig. Nimm dir zwischen den Übungen etwas Zeit, um dich auszuruhen, und wiederhole die Sequenzen 2 bis 3 Mal.

TYPISCHE SCHMERZPUNKTE IM KÖRPER

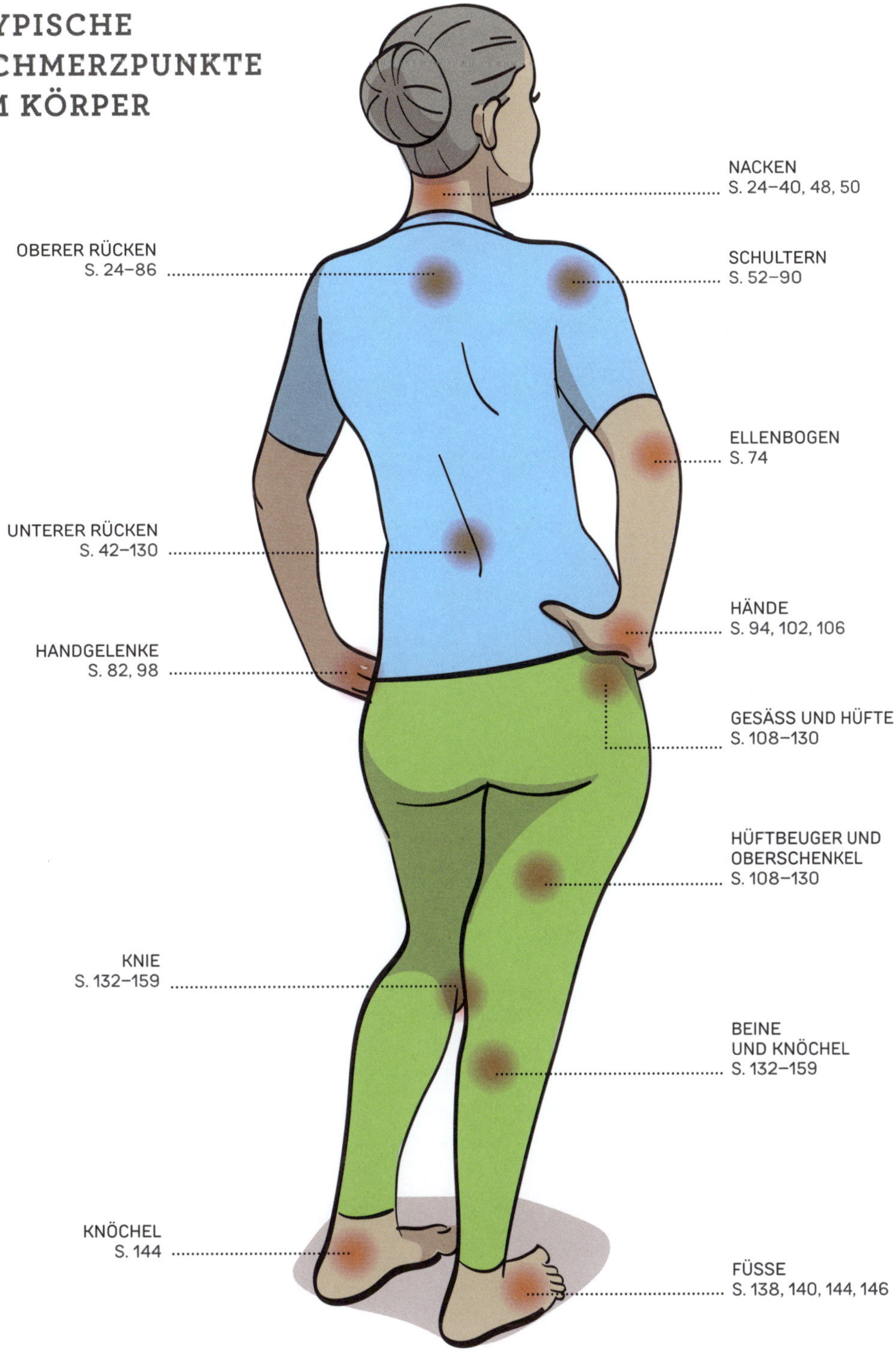

AUFWACHROUTINE

Zeitaufwand: 10 Minuten

VORTEILE

Diese Routine besteht aus zwei dynamischen Übungen, die den Kreislauf in Schwung bringen, und zwei, mit denen du den Rücken auflockern kannst – für einen guten Start in den Tag!

LEVEL UP/VARIATION

Wenn du außerdem ein wenig Kardiotraining machen möchtest, führe die Übungen ohne Pause hintereinander durch.

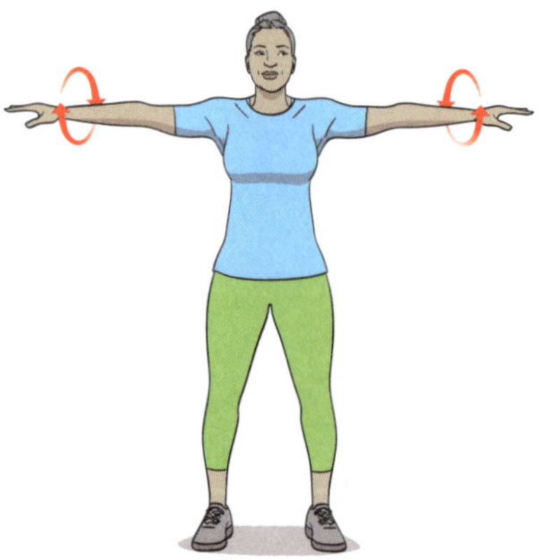

1 ARMKREISEN
(SEITE 68)
5 WIEDERHOLUNGEN IN JEDER RICHTUNG
3 SETS

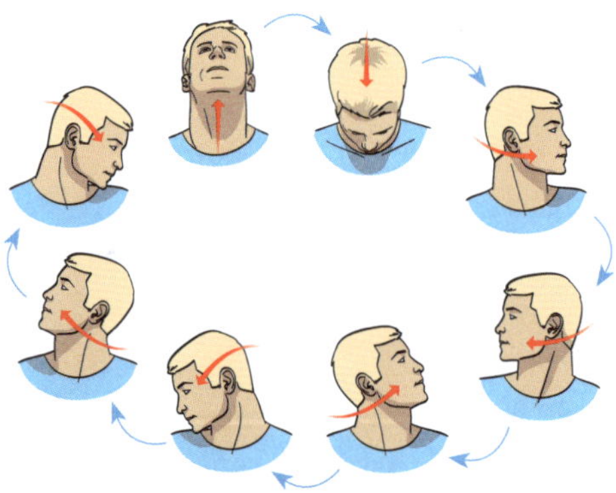

2 RUNDUMDEHNUNG
(SEITE 40)
3 SETS

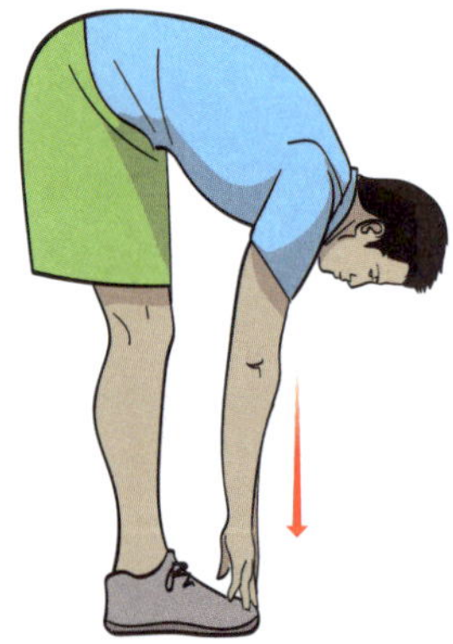

3 VORBEUGE STEHEND
(SEITE 132)
10 SEKUNDEN HALTEN
3 SETS

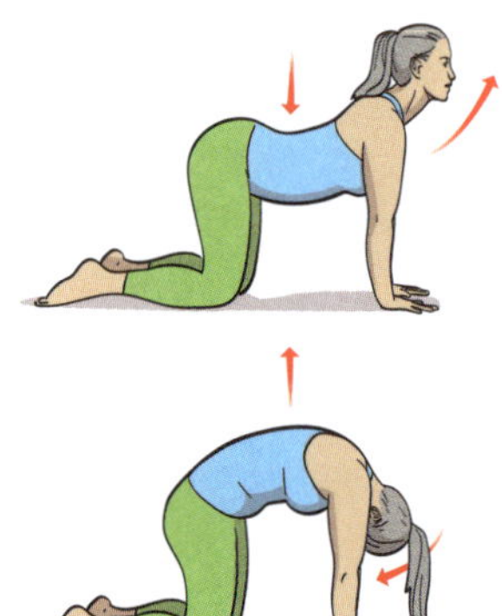

4 KATZE-KUH
(SEITE 44)
10 WIEDERHOLUNGEN

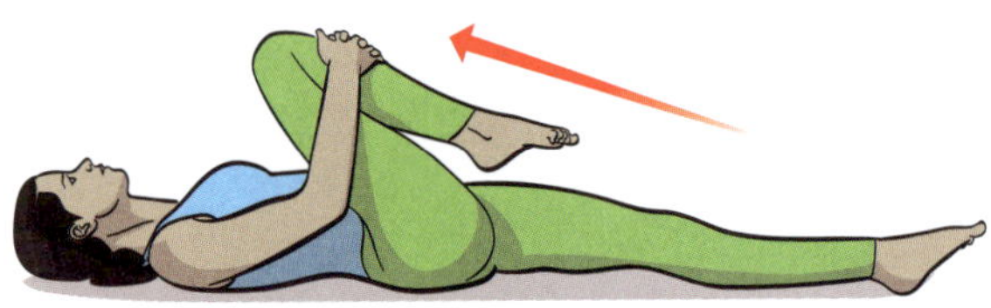

5 KNIE ZUR BRUST
(SEITE 56)
15 SEKUNDEN HALTEN
3 WIEDERHOLUNGEN

ENERGIEROUTINE

Zeitaufwand: 10 Minuten

VORTEILE

Wenn du lange am Schreibtisch oder im Auto gesessen hast, versuche es mal mit dieser belebenden Routine, mit der du Schulter- und Hüftgelenke lockern kannst.

LEVEL UP/VARIATION

Wenn du dich ein wenig herausfordern willst, kannst du bei der ersten und letzten Übung mit leichten Gewichten arbeiten.

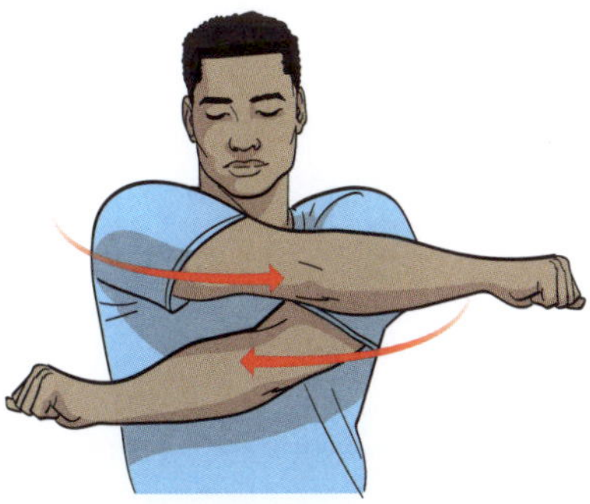

1 ARME KREUZEN
(SEITE 80)
30 SEKUNDEN LANG
3 WIEDERHOLUNGEN

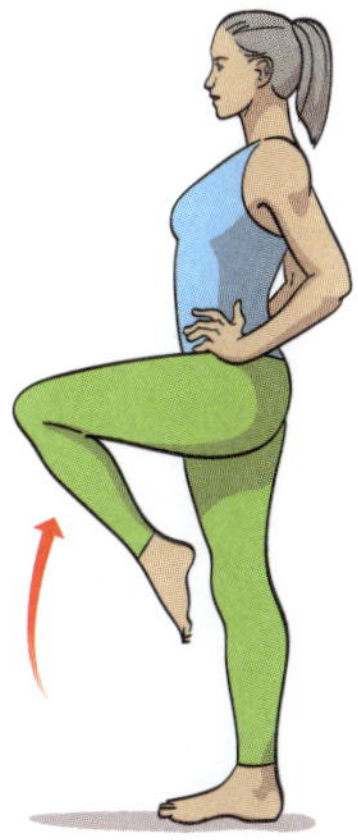

2 KNIEHEBELAUF
(SEITE 142)
10 WIEDERHOLUNGEN AUF JEDER SEITE
3 SETS

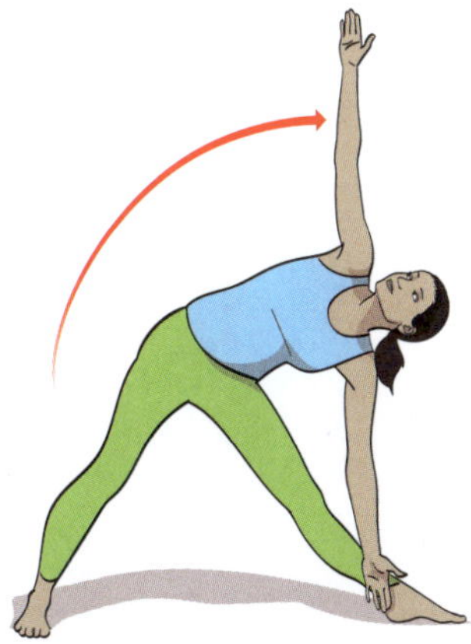

3 DREIECK
(SEITE 120)
AUF JEDER SEITE
20 SEKUNDEN HALTEN
3 SETS

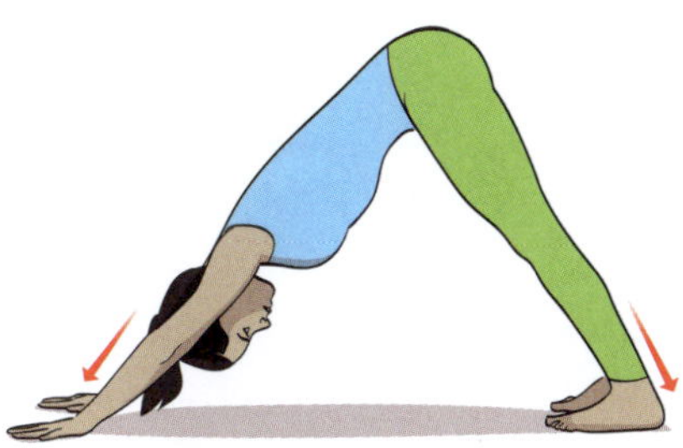

4 HERABSCHAUENDER HUND
(SEITE 152)
30 SEKUNDEN HALTEN
2 SETS

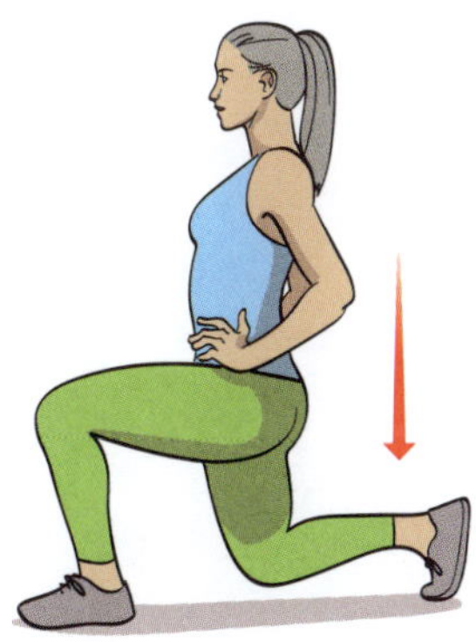

5 AUSFALLSCHRITT
(SEITE 158)
5 WIEDERHOLUNGEN AUF JEDER SEITE
3 SETS

BÜRO-ROUTINE

Zeitaufwand: 10 bis 15 Minuten

VORTEILE

Schultern, Rücken und Brust sind oft verspannt. Wenn du deinem Oberkörper eine Entspannung gönnen willst, sind diese fünf Übungen perfekt für dich!

LEVEL UP/VARIATION

Wenn die Büroarbeit bei dir mehr auf den unteren statt auf den oberen Rücken schlägt, kannst du den Drehsitz oder die Kobra zu dieser Routine hinzufügen.

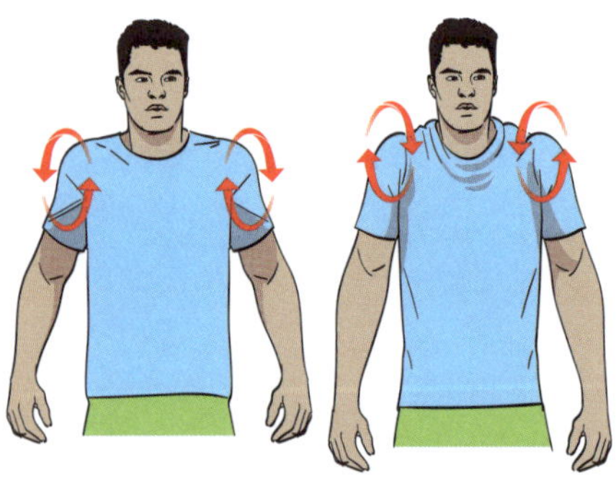

1 SCHULTERKREISEN (SEITE 84)
10 WIEDERHOLUNGEN IN JEDE RICHTUNG

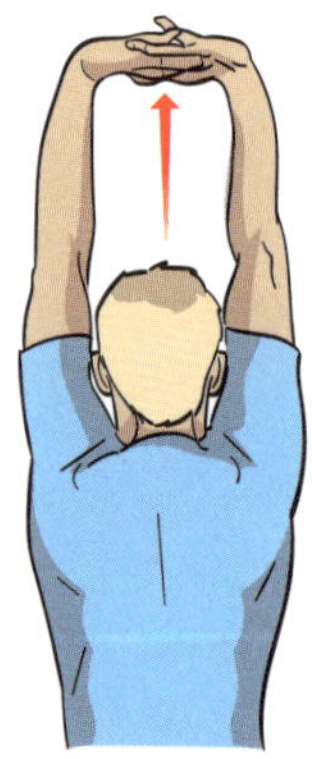

2 SCHULTERPRESSE (SEITE 78)
5 WIEDERHOLUNGEN

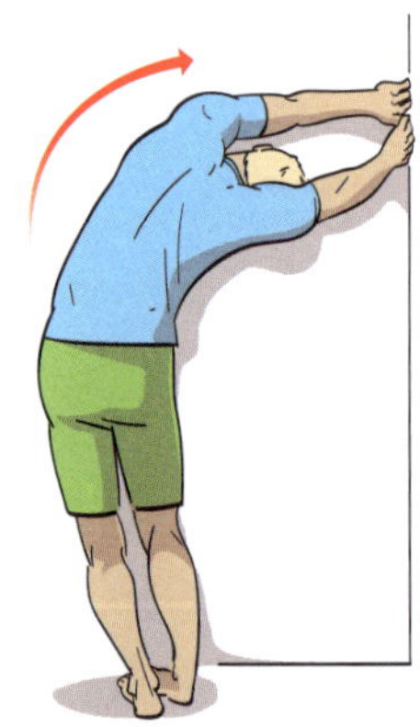

3 SEITLICHE DEHNUNG (SEITE 46)
30 SEKUNDEN HALTEN
3 WIEDERHOLUNGEN

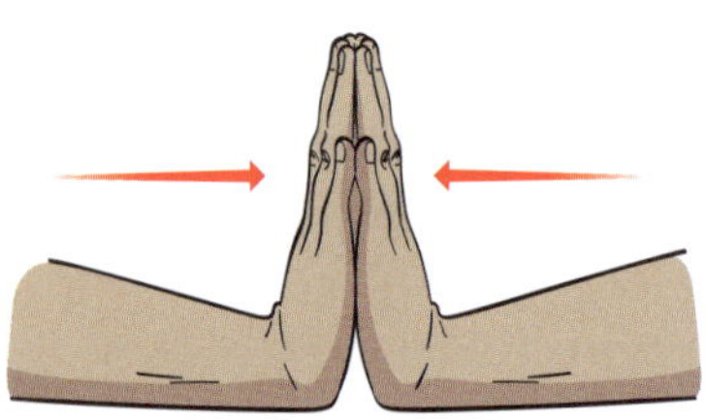

4 GEBETSHALTUNG (SEITE 98)
30 SEKUNDEN HALTEN
3 WIEDERHOLUNGEN

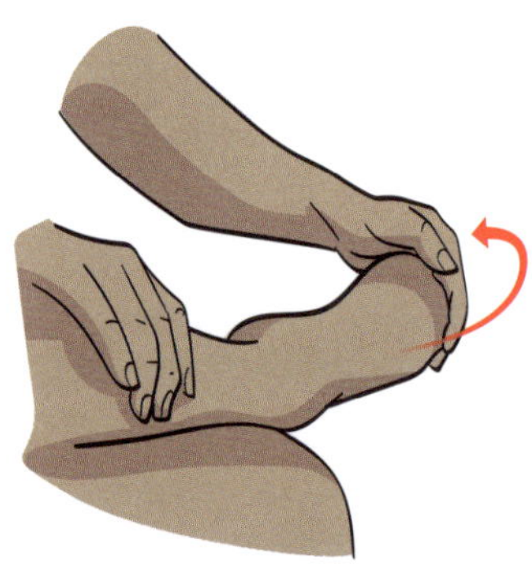

5 SICHEL (SEITE 138)
AUF JEDER SEITE
15 SEKUNDEN HALTEN
3 SETS

ANTI-STRESS-ROUTINE

Zeitaufwand: 10 bis 12 Minuten

VORTEILE

Viele von uns haben einen verspannten Nacken und einen steifen oberen Rücken. Um Stress abzubauen und einige Knoten zu lösen, versuch es mal mit diesen Übungen.

LEVEL UP/VARIATION

Um mehr Nutzen aus dieser Sequenz zu ziehen, kannst du noch weitere Übungen aus dem Hals-Kapitel hinzufügen.

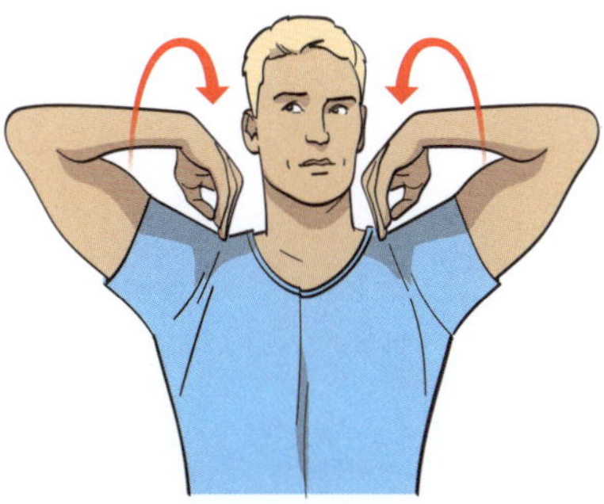

1 ELLENBOGENKREISEN
(SEITE 74)
10 WIEDERHOLUNGEN
PRO SEITE

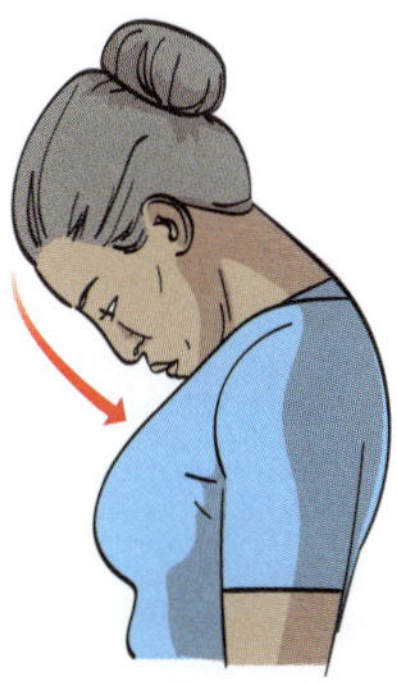

2 NACKENBEUGUNG
(SEITE 24)
15 SEKUNDEN HALTEN
3 WIEDERHOLUNGEN

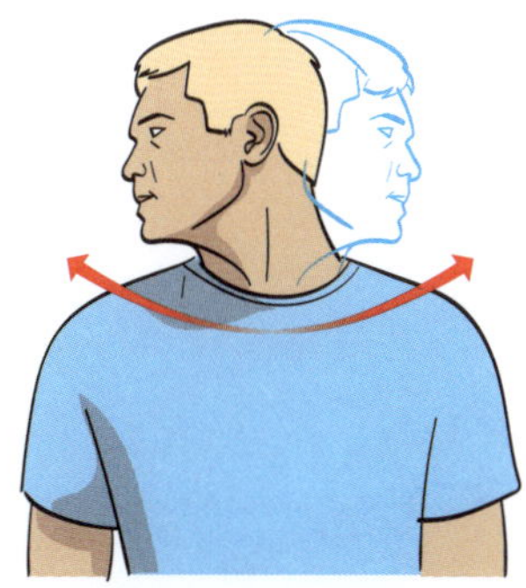

3 NACKENROTATION
(SEITE 36)
15 SEKUNDEN HALTEN
3 WIEDERHOLUNGEN

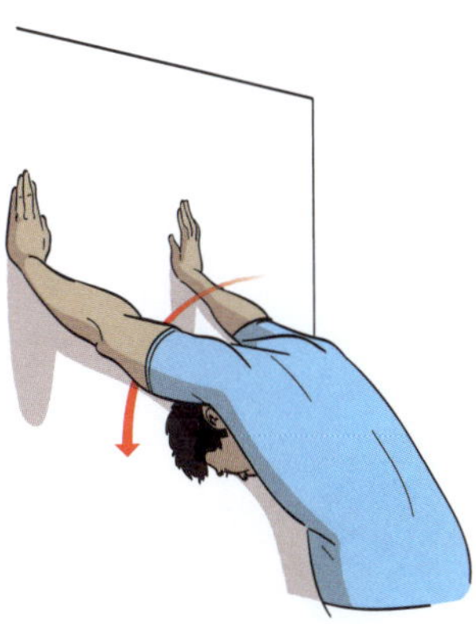

4 RÜCKENDEHNUNG AN DER WAND
(SEITE 48)
30 SEKUNDEN HALTEN
3 WIEDERHOLUNGEN

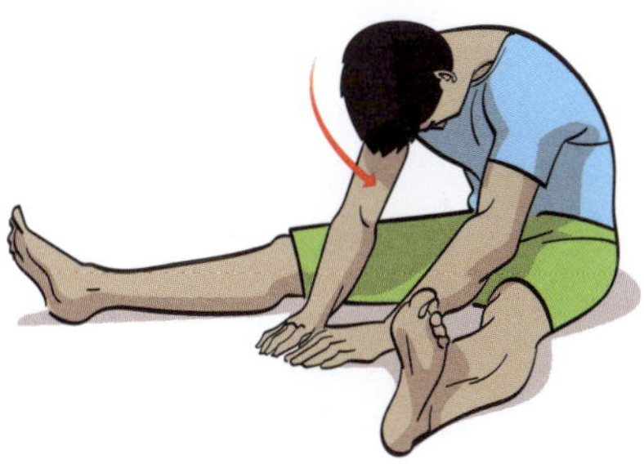

5 SPAGAT
(SEITE 118)
30 SEKUNDEN HALTEN
3 WIEDERHOLUNGEN

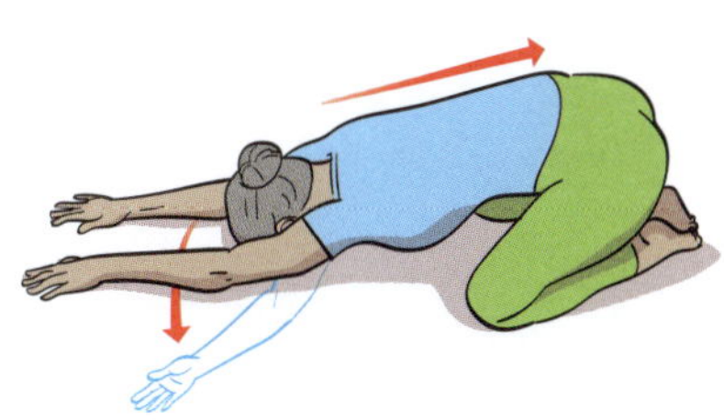

6 STELLUNG DES KINDES
(SEITE 42)
30 SEKUNDEN HALTEN
3 WIEDERHOLUNGEN

TECHNIK-PAUSE

Zeitaufwand: 10 bis 15 Minuten

VORTEILE

Technische Geräte sind eine große Belastung für Oberkörper, Arme, Handgelenke und Finger. Mit dieser Routine trainierst du die stark beanspruchten Bereiche.

LEVEL UP/VARIATION

Wenn du unter dem Karpaltunnelsyndrom leidest, füge auch noch die Übungen auf Seite 98 und 100 hinzu.

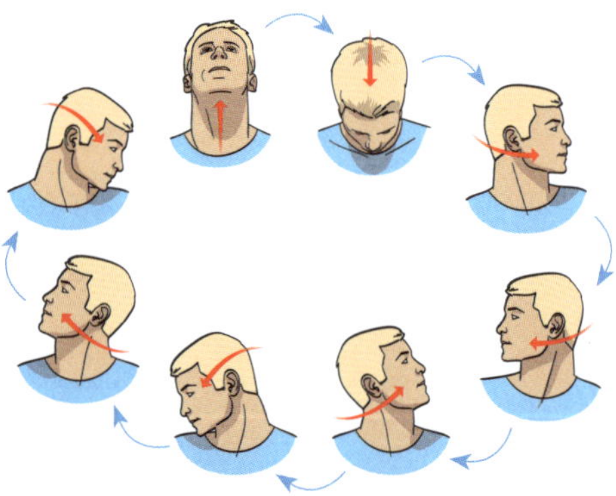

1 RUNDUMDEHNUNG
(SEITE 40)
3 WIEDERHOLUNGEN

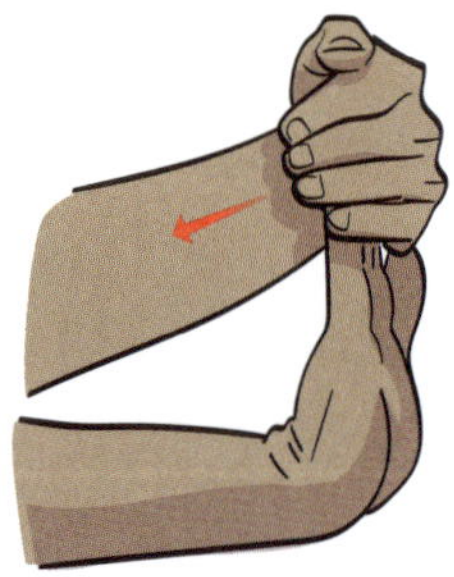

2 HANDGELENKSSTRECKUNG
(SEITE 94)
15 WIEDERHOLUNGEN
3 SETS

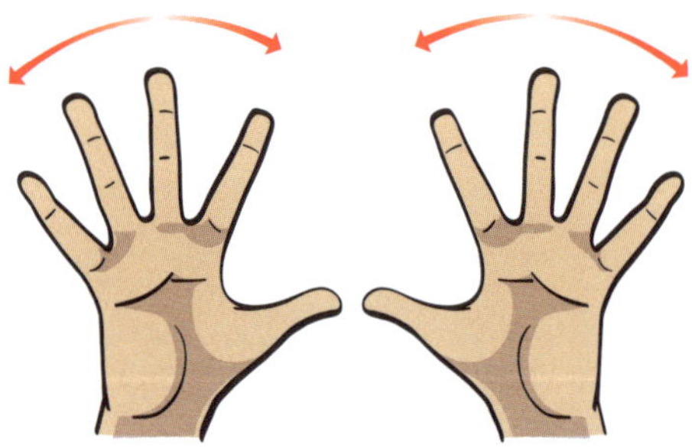

3 FINGER-STRETCH
(SEITE 102)
10 SEKUNDEN HALTEN
3 WIEDERHOLUNGEN

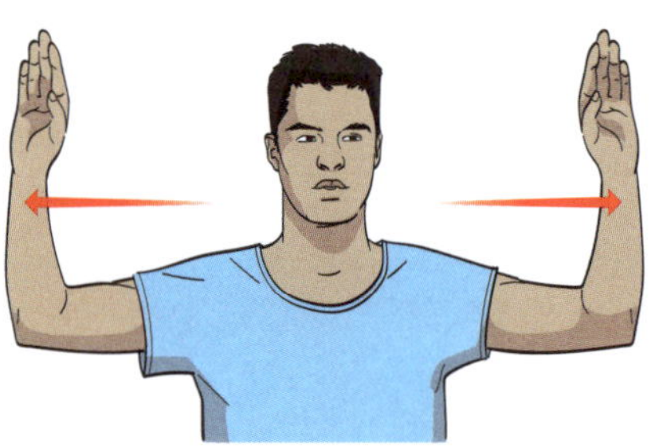

4 SCHMETTERLING GEBEUGT
(SEITE 72)
10 WIEDERHOLUNGEN

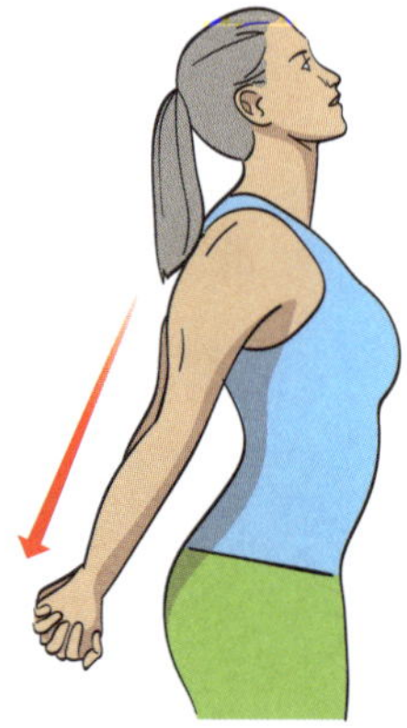

5 BRUSTÖFFNER MIT VERSCHRÄNKTEN HÄNDEN
(SEITE 76)
15 WIEDERHOLUNGEN
3 SETS

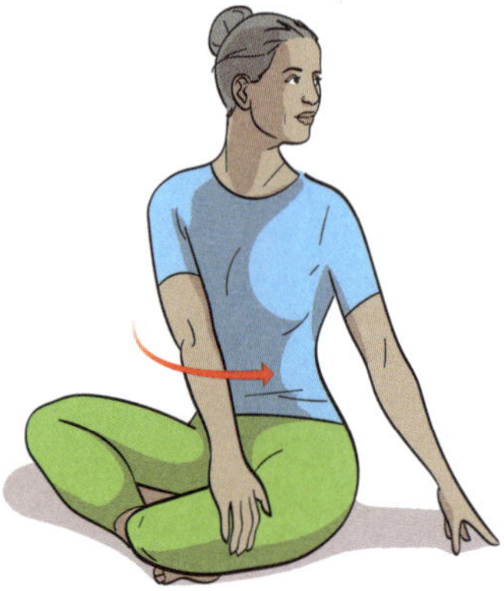

6 ROTATION DER WIRBELSÄULE
(SEITE 122)
30 SEKUNDEN HALTEN AUF JEDER SEITE
3 WIEDERHOLUNGEN

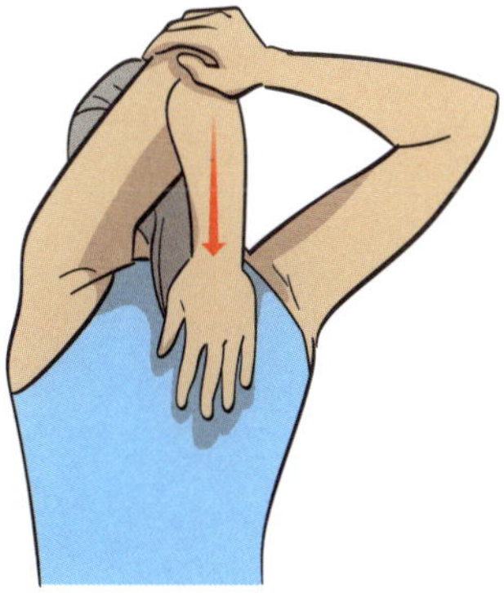

7 TRIZEPS-STRETCH
(SEITE 90)
20 SEKUNDEN HALTEN
AUF JEDER SEITE
3 WIEDERHOLUNGEN

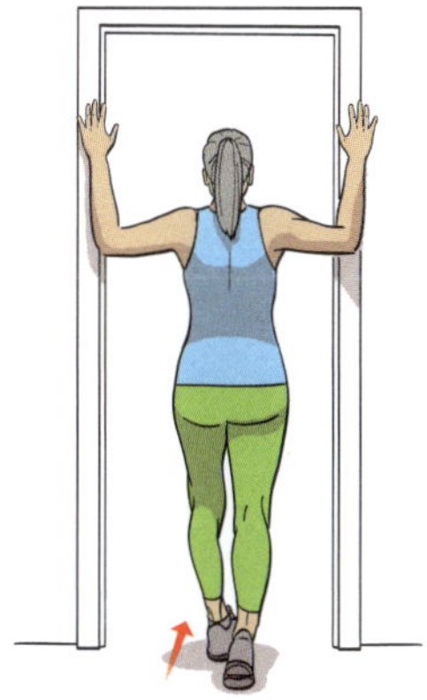

8 BRUST-STRETCH MIT TÜR
(SEITE 86)
30 SEKUNDEN HALTEN
3 WIEDERHOLUNGEN

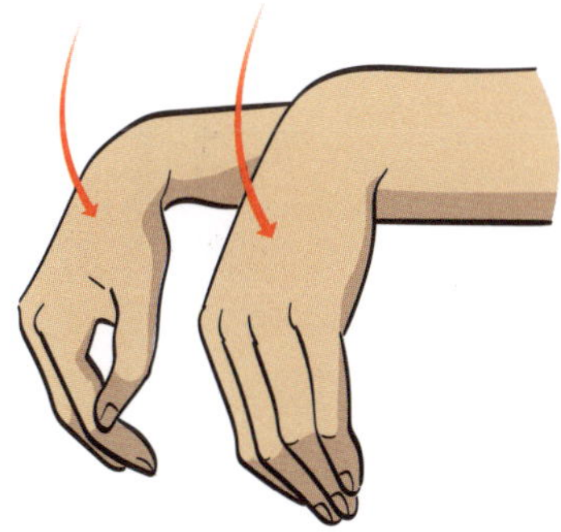

9 HANDGELENKSBEUGUNG
(SEITE 92)
10 SEKUNDEN HALTEN
3 WIEDERHOLUNGEN

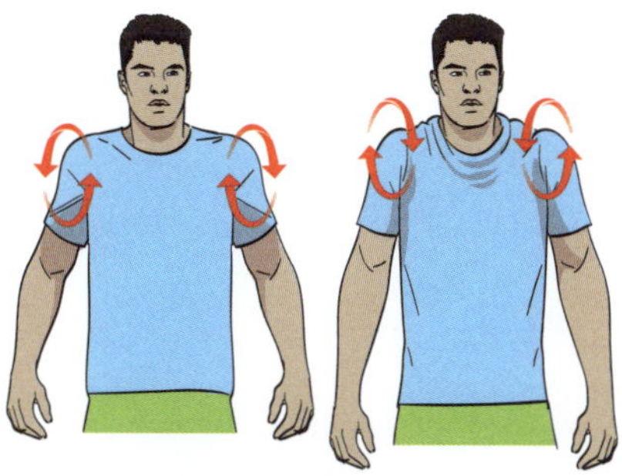

10 SCHULTERKREISEN
(SEITE 84)
10 WIEDERHOLUNGEN IN
JEDE RICHTUNG

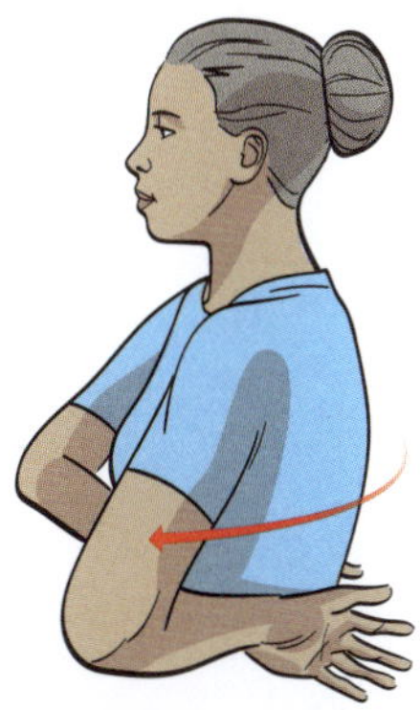

11 HYPEREXTENSION DER
SCHULTER
(SEITE 82)
30 SEKUNDEN HALTEN
3 WIEDERHOLUNGEN

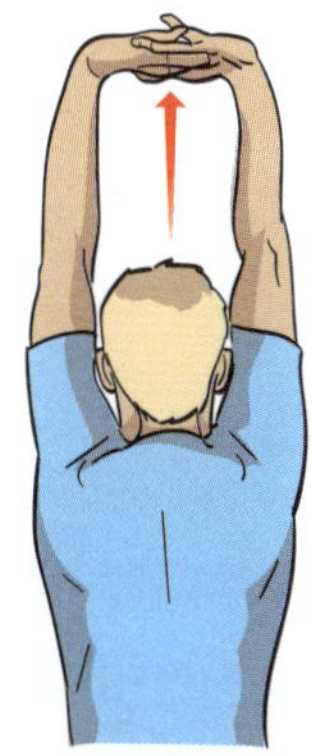

12 SCHULTERPRESSE
(SEITE 78)
5 WIEDERHOLUNGEN

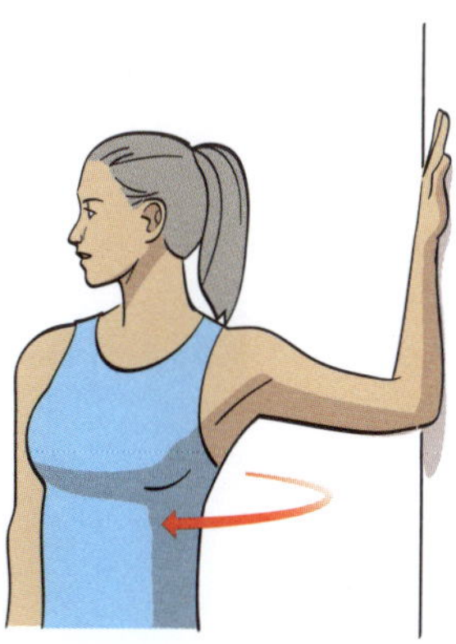

13 BRUSTÖFFNER AN
DER WAND
(SEITE 70)
20 SEKUNDEN HALTEN
AUF JEDER SEITE
3 WIEDERHOLUNGEN

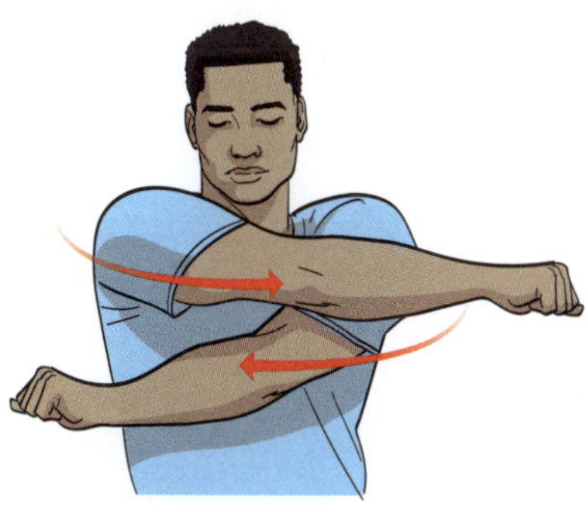

14 ARME KREUZEN
(SEITE 80)
30 SEKUNDEN LANG
3 WIEDERHOLUNGEN

11.
KAPITEL

STRETCHING GEGEN SCHMERZEN

Manche Körperteile brauchen ein wenig mehr Aufmerksamkeit. Wenn du unter Verspannungen in den Schultern oder im Rücken leidest oder deine Hüfte wieder beweglicher machen willst, dann versuch es mal mit diesen gezielten Übungen, um deine Schmerzen zu lindern.

SCHULTERN

Zeitaufwand: 10 Minuten

VORTEILE

Mit dieser Routine lockerst du verspannte Schultern und öffnest den Brustkorb. Deine Haltung wird besser und dein Oberkörper entspannt sich.

LEVEL UP/VARIATION

Wenn dir diese Routine leichtfällt, versuche dich mal an der Übung auf Seite 152, um zusätzlich ein wenig Energie zu tanken.

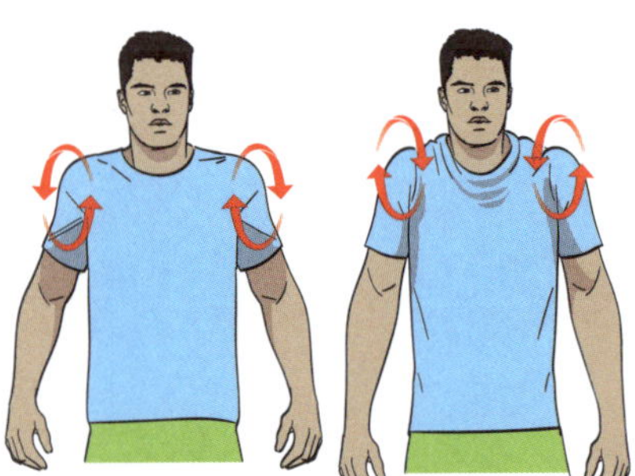

1 SCHULTERKREISEN (SEITE 84)
AUF JEDER SEITE
10 WIEDERHOLUNGEN

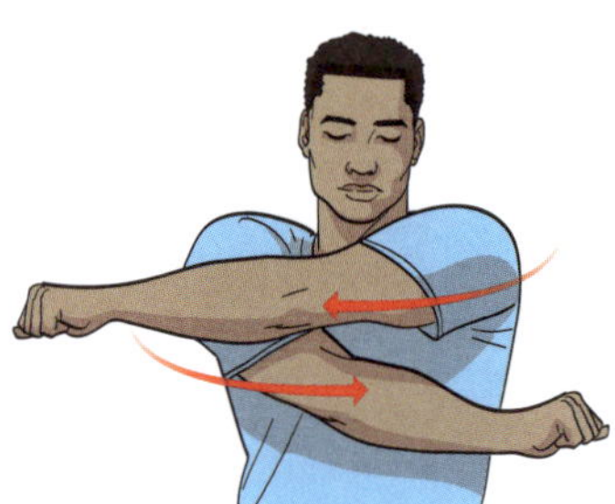

2 ARME KREUZEN (SEITE 80)
30 SEKUNDEN LANG
3 WIEDERHOLUNGEN

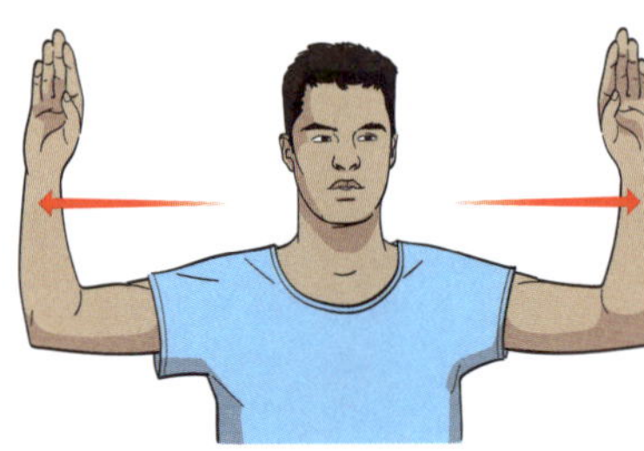

3 SCHMETTERLING GEBEUGT (SEITE 72)
10 WIEDERHOLUNGEN

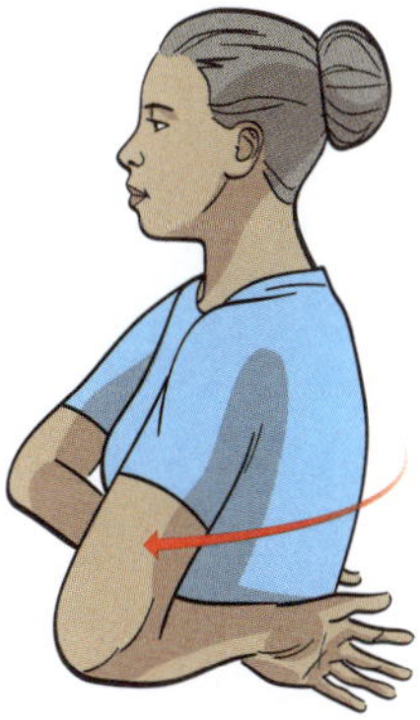

4 HYPEREXTENSION DER SCHULTER
(SEITE 82)
30 SEKUNDEN HALTEN
3 WIEDERHOLUNGEN

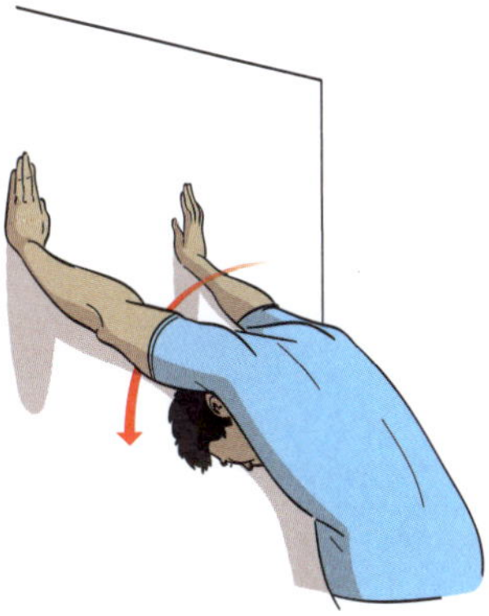

5 RÜCKENDEHNUNG AN DER WAND
(SEITE 48)
30 SEKUNDEN HALTEN
3 WIEDERHOLUNGEN

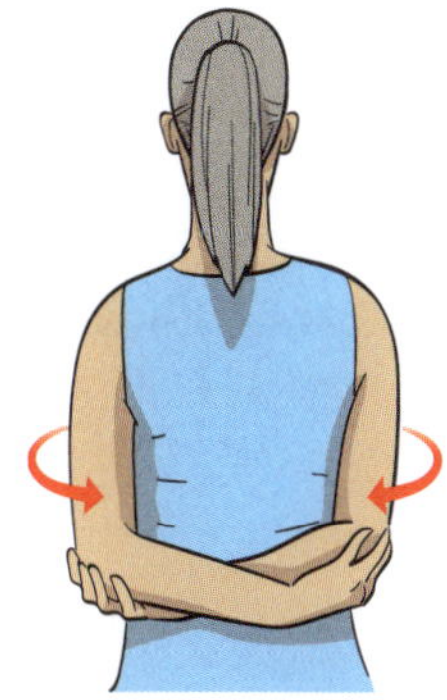

6 BRUST-STRETCH
(SEITE 64)
30 SEKUNDEN HALTEN
AUF JEDER SEITE
2 WIEDERHOLUNGEN

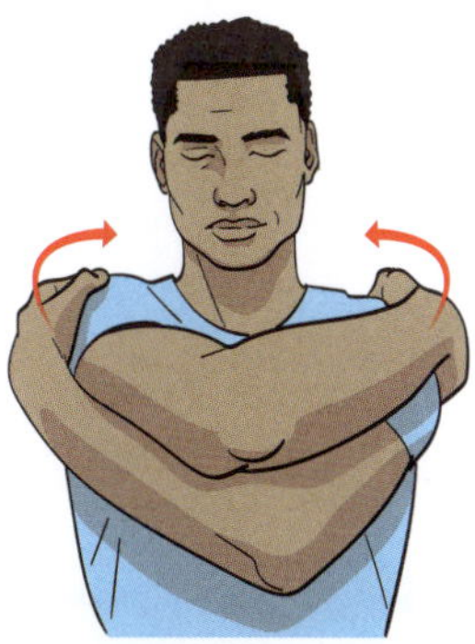

7 BÄRENUMARMUNG
(SEITE 52)
20 SEKUNDEN HALTEN
3 WIEDERHOLUNGEN

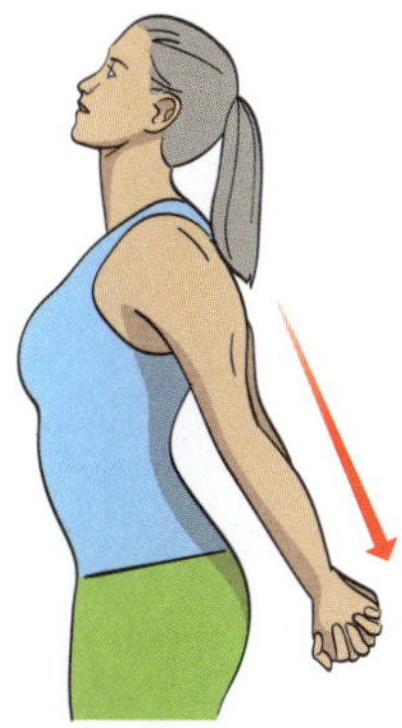

8 BRUSTÖFFNER MIT VERSCHRÄNKTEN HÄNDEN
(SEITE 76)
15 WIEDERHOLUNGEN
3 SETS

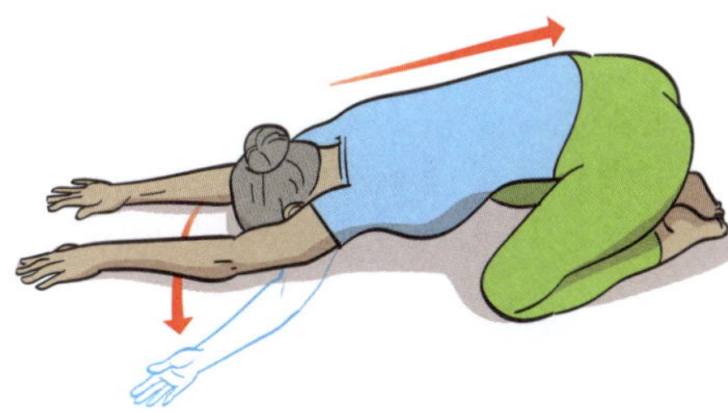

9 STELLUNG DES KINDES
(SEITE 42)
30 SEKUNDEN HALTEN
3 WIEDERHOLUNGEN

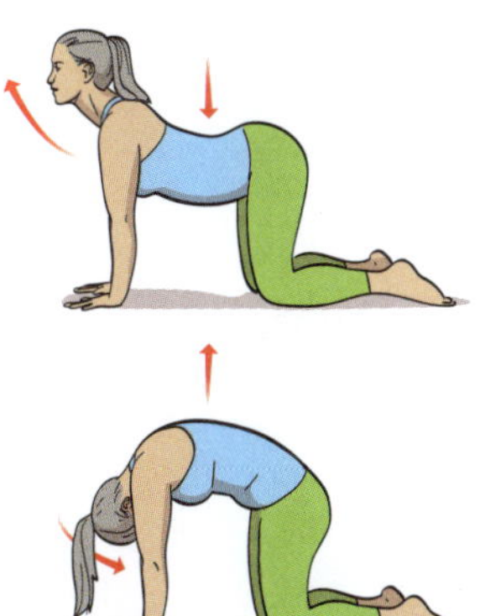

10 KATZE-KUH
(SEITE 44)
10 WIEDERHOLUNGEN

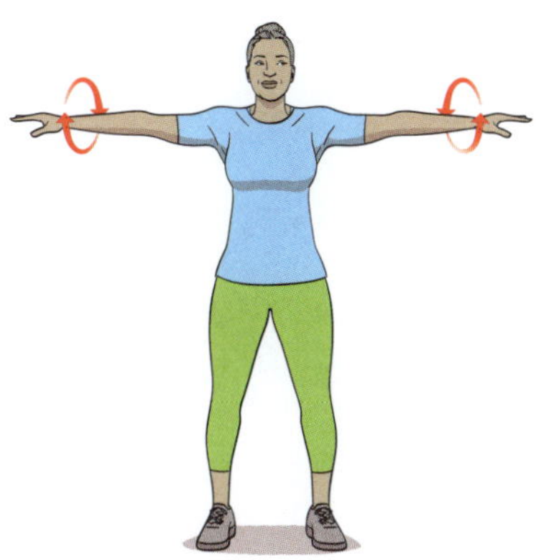

11 ARMKREISEN
(SEITE 68)
5 WIEDERHOLUNGEN IN JEDE RICHTUNG
3 SETS

RÜCKEN

Zeitaufwand: 12 bis 15 Minuten

VORTEILE

Mit dieser Übung verleihst du deinem Rücken, deinem Bauch, deinen Hüften und dem Gesäß mehr Flexibilität – alles Bereiche, deren Gesundheit für einen schmerzfreien Rücken unerlässlich ist.

LEVEL UP/VARIATION

Erhöhe die Anzahl der Wiederholungen, wenn du dich bereit dafür fühlst. So ziehst du noch mehr Nutzen aus dieser Routine.

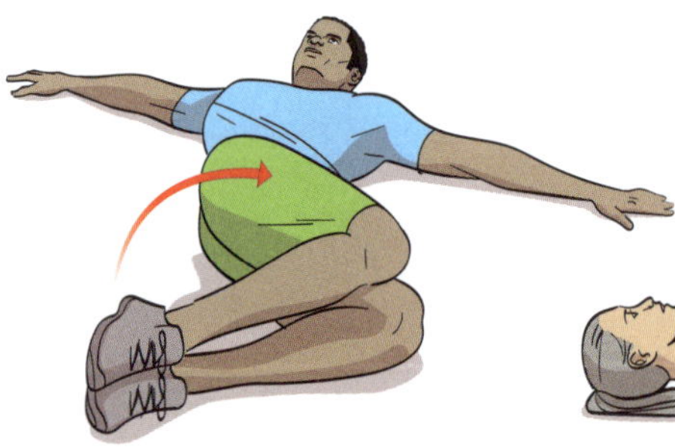

1 **ROTATION DES UNTEREN RÜCKENS (SEITE 60)**
30 SEKUNDEN HALTEN
3 SETS

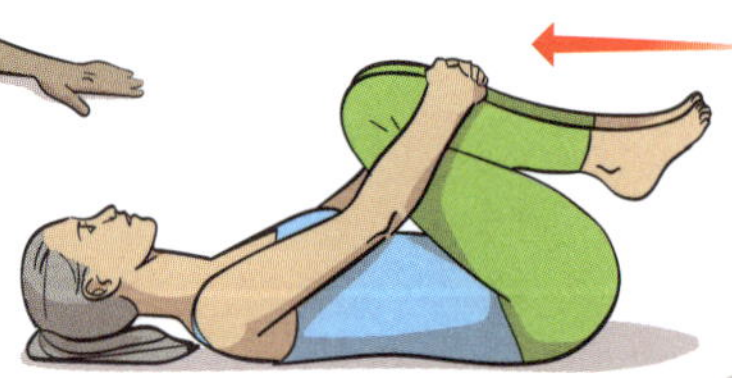

2 **KNIE ZUR BRUST ZWEIBEINIG (SEITE 58)**
20 SEKUNDEN HALTEN
3 WIEDERHOLUNGEN

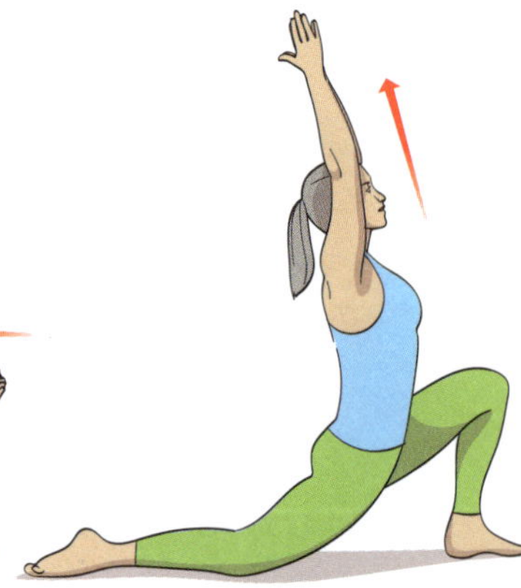

3 **HALBMOND (SEITE 128)**
20 SEKUNDEN HALTEN
3 SETS

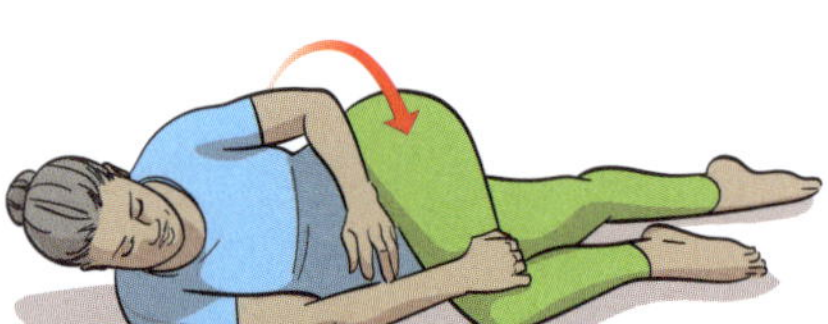

4 **DAS OFFENE BUCH (SEITE 62)**
15 SEKUNDEN HALTEN
3 SETS

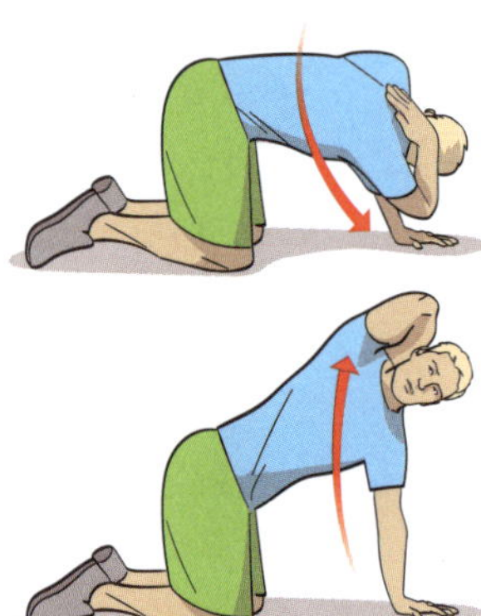

5 **ROTATION IM VIERFÜSSLERSTAND (SEITE 54)**
AUF JEDER SEITE
10 WIEDERHOLUNGEN
3 SETS

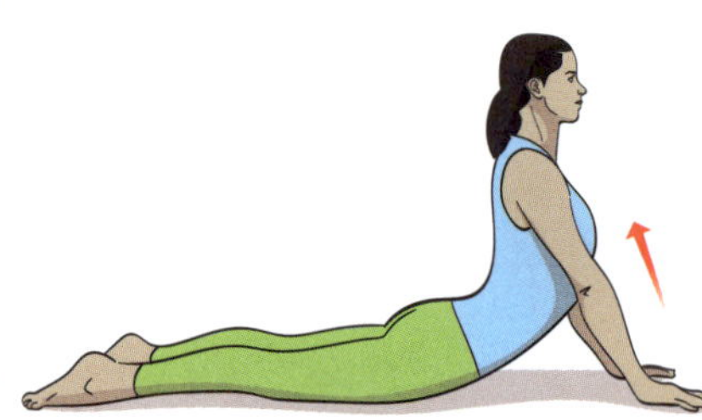

6 **KOBRA (SEITE 110)**
30 SEKUNDEN HALTEN
3 WIEDERHOLUNGEN

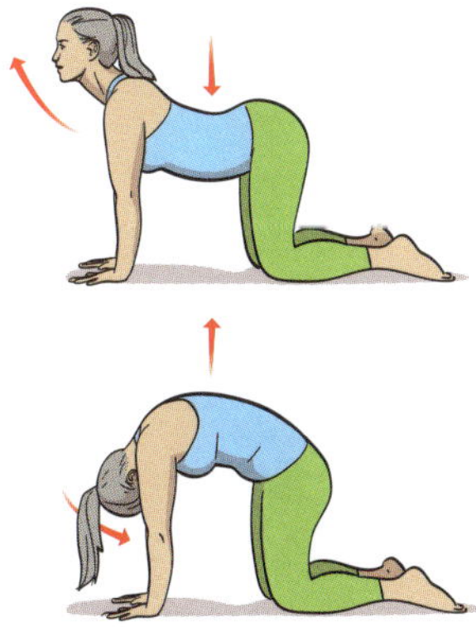

7 KATZE-KUH
(SEITE 44)
10 WIEDERHOLUNGEN

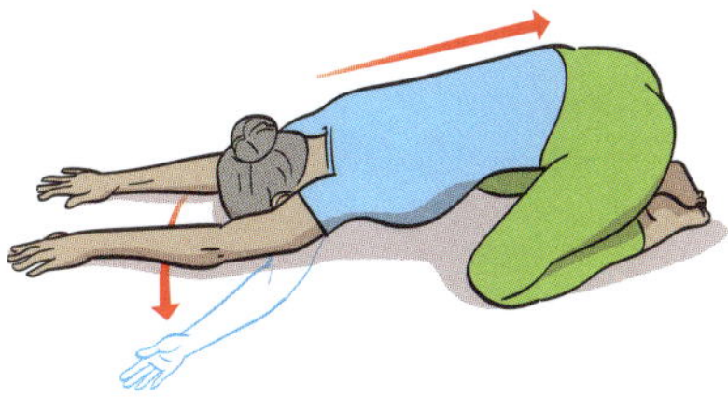

8 STELLUNG DES KINDES
(SEITE 42)
30 SEKUNDEN HALTEN
3 WIEDERHOLUNGEN

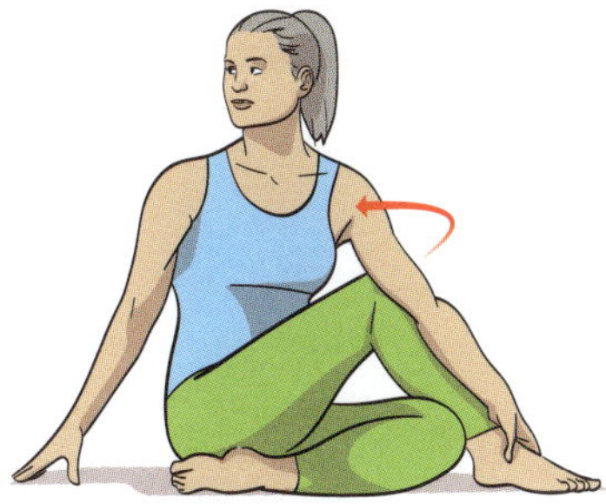

9 DREHSITZ
(SEITE 108)
20 SEKUNDEN HALTEN
AUF JEDER SEITE
3 WIEDERHOLUNGEN

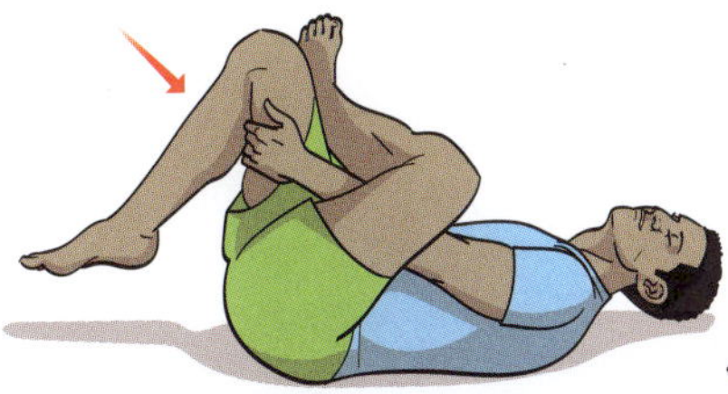

10 PIRIFORMIS-STRETCH
(SEITE 114)
20 SEKUNDEN HALTEN
3 SETS

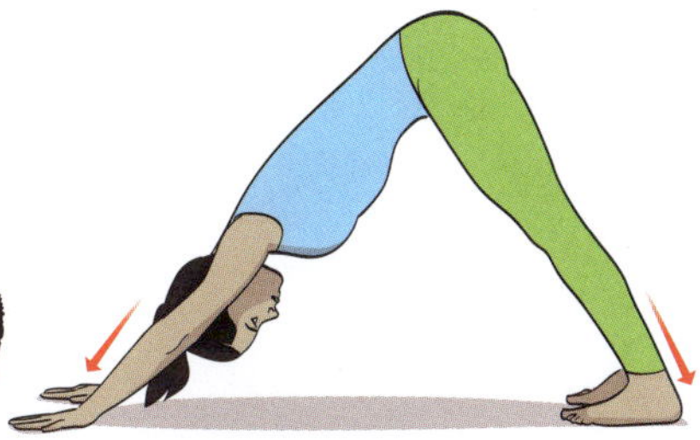

11 HERABSCHAUENDER HUND
(SEITE 152)
30 SEKUNDEN HALTEN
2 WIEDERHOLUNGEN

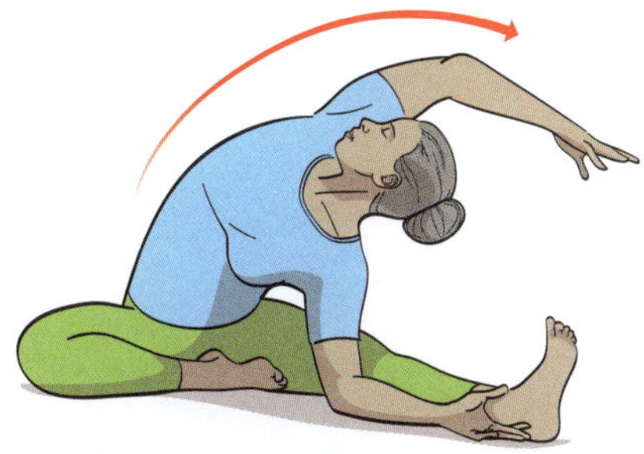

12 SEITENDEHNUNG
(SEITE 116)
20 SEKUNDEN HALTEN
AUF JEDER SEITE
3 WIEDERHOLUNGEN

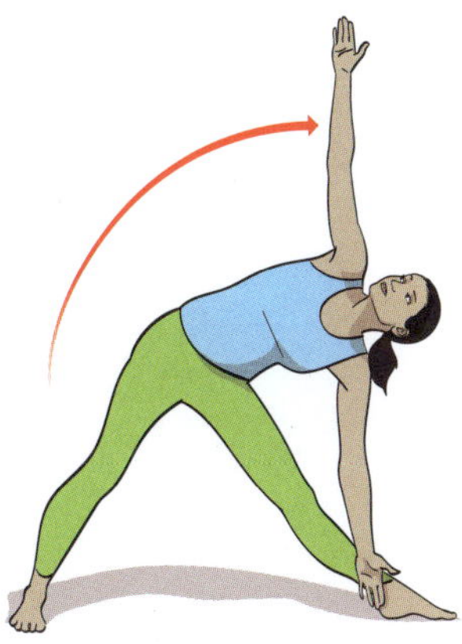

13 DREIECK
(SEITE 120)
AUF JEDER SEITE
20 SEKUNDEN HALTEN
3 SETS

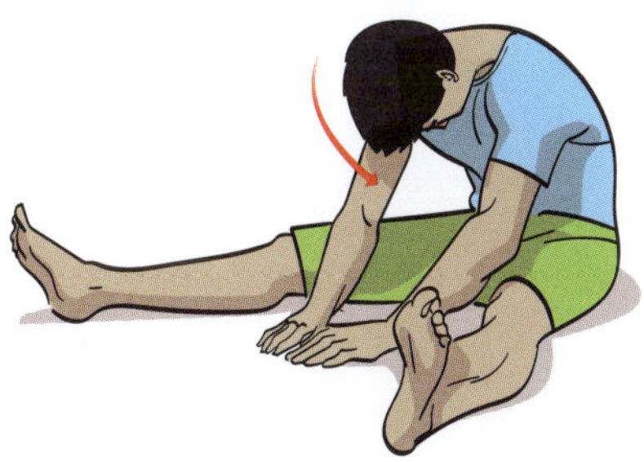

14 SPAGAT
(SEITE 118)
30 SEKUNDEN HALTEN
2 WIEDERHOLUNGEN

HÜFTE

Zeitaufwand: 10 Minuten

VORTEILE

Wenn eine einzige Hüftdehnung nicht ausreicht, versuch es mal mit dieser Routine. So konzentrierst du dich ausschließlich auf die Öffnung deiner Körpermitte.

LEVEL UP/VARIATION

Um das Ganze etwas dynamischer zu gestalten, kannst du die Übung auf Seite 44 hinzufügen und damit deinen ganzen Körper lockern.

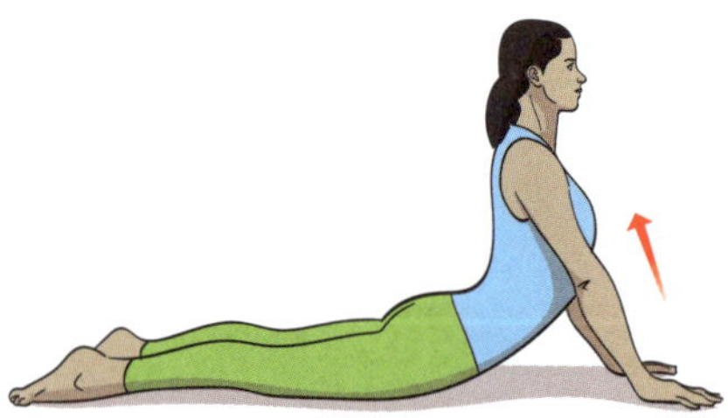

1 KOBRA
(SEITE 110)
30 SEKUNDEN HALTEN
3 WIEDERHOLUNGEN

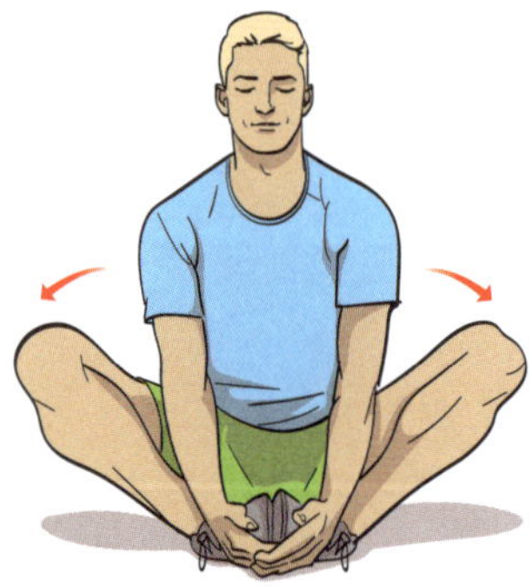

2 SCHMETTERLING
(SEITE 112)
20 SEKUNDEN HALTEN
3 WIEDERHOLUNGEN

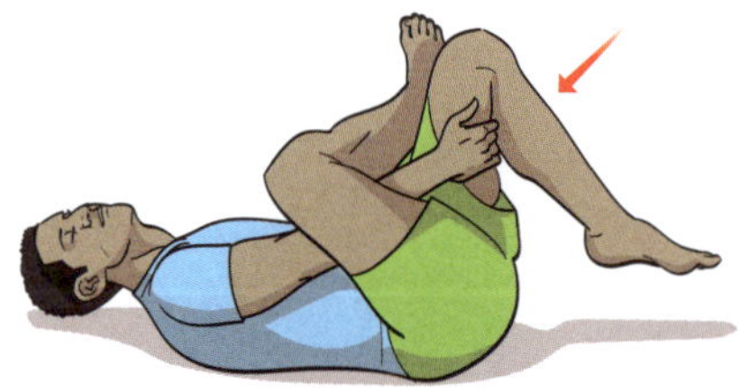

3 PIRIFORMIS-STRETCH
(SEITE 114)
20 SEKUNDEN HALTEN
3 SETS

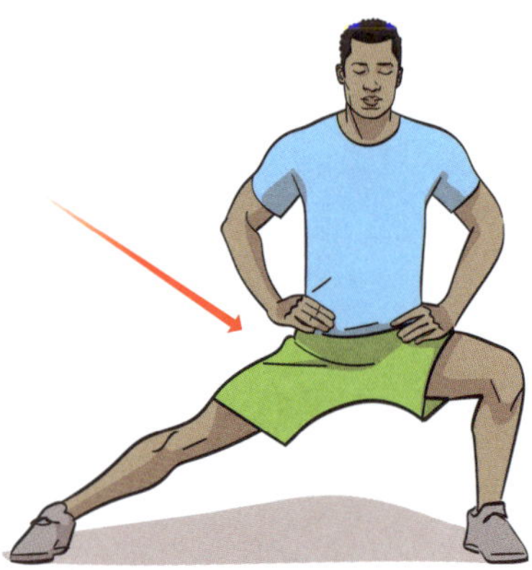

4 SEITLICHER AUSFALLSCHRITT
(SEITE 124)
30 SEKUNDEN HALTEN
3 SETS

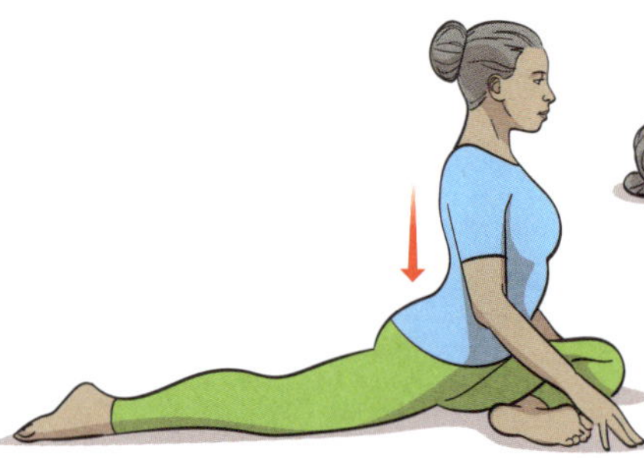

5 TAUBE
(SEITE 126)
20 SEKUNDEN HALTEN
AUF JEDER SEITE
2 WIEDERHOLUNGEN

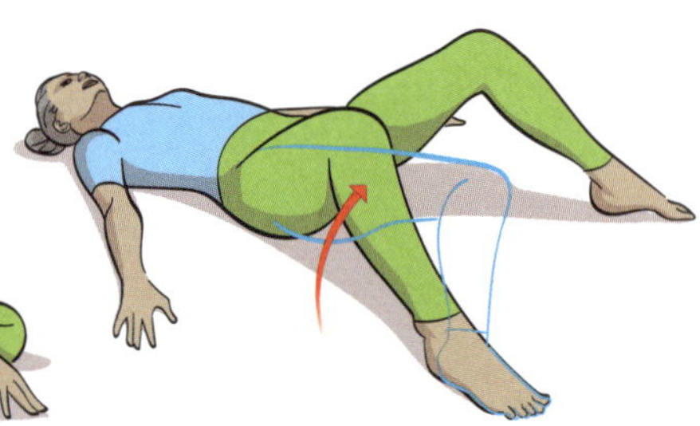

6 INNENROTATION DER HÜFTE
(SEITE 130)
AUF JEDER SEITE
10 WIEDERHOLUNGEN

BEINE

Zeitaufwand: 10 bis 15 Minuten

VORTEILE

Die Beine sind deine größte Muskelgruppe, deswegen profitierst du auf jeden Fall davon, die Beinrückseiten ausreichend zu dehnen und den Beckenbereich zu öffnen

LEVEL UP/VARIATION

Um die Intensität zu erhöhen und ein wenig Kardiotraining einzubauen, führe die Dehnungen ohne Pause hintereinander durch.

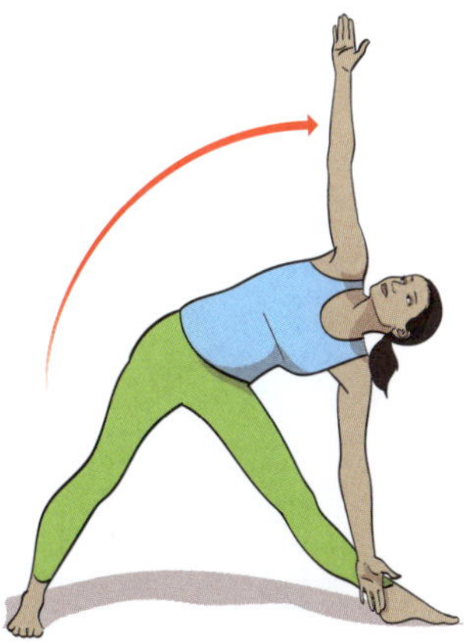

1 DREIECK (SEITE 120)
AUF JEDER SEITE
20 SEKUNDEN HALTEN
3 SETS

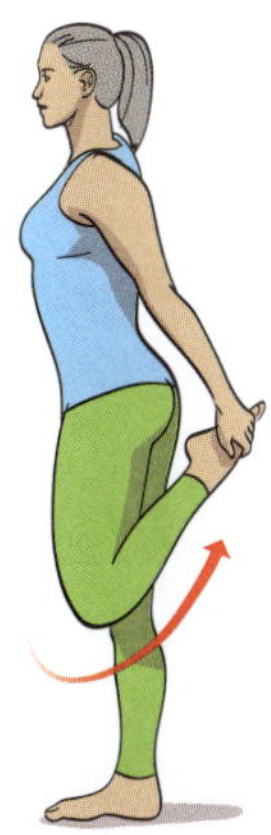

2 OBERSCHENKEL-STRETCH (SEITE 134)
15 SEKUNDEN HALTEN
3 SETS

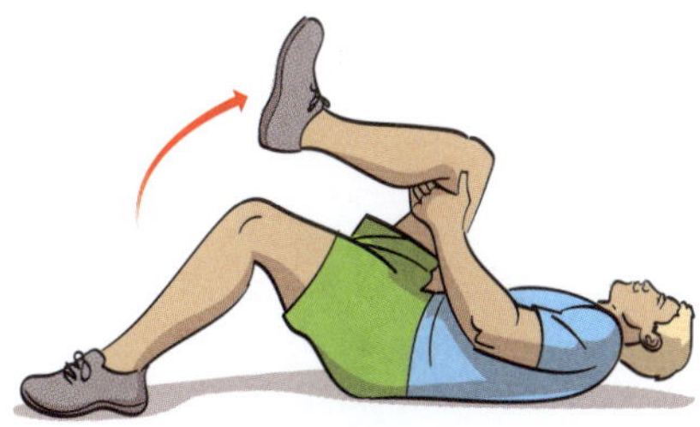

3 KNIEBEUGER-STRETCH (SEITE 136)
20 SEKUNDEN HALTEN
3 SETS

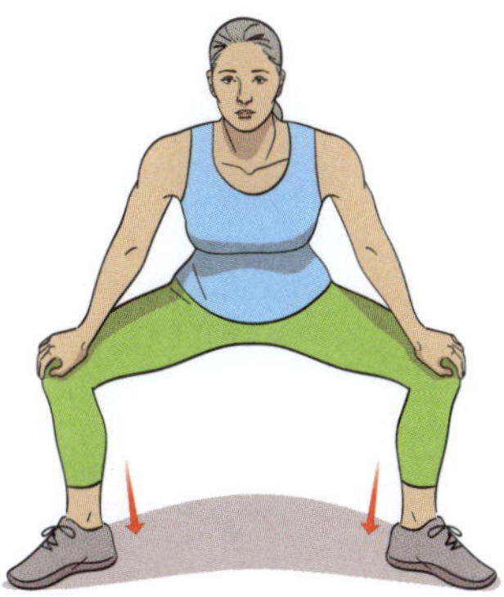

4 SUMO-KNIEBEUGE (SEITE 150)
20 SEKUNDEN HALTEN
3 WIEDERHOLUNGEN

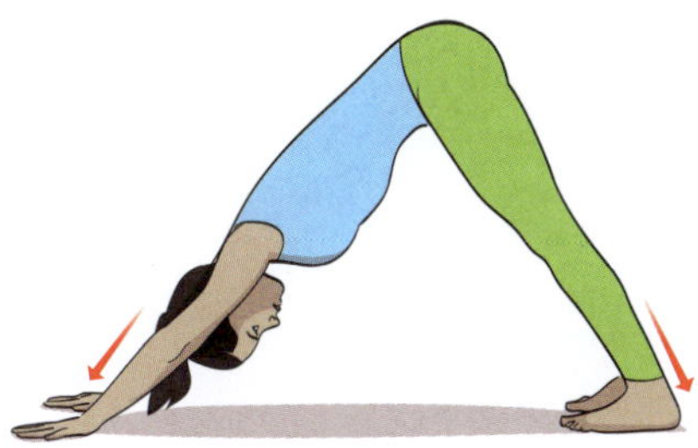

5 HERABSCHAUENDER HUND (SEITE 152)
30 SEKUNDEN HALTEN
2 WIEDERHOLUNGEN

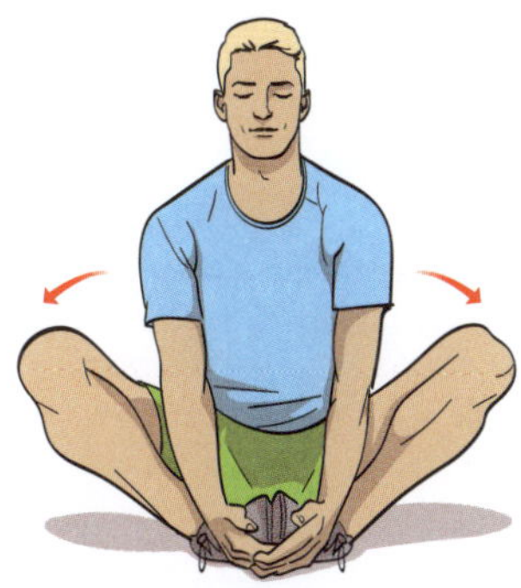

6 SCHMETTERLING (SEITE 112)
20 SEKUNDEN HALTEN
3 WIEDERHOLUNGEN

ARME

Zeitaufwand: 10 bis 15 Minuten

VORTEILE

Mit dieser Routine bleiben Arme und Schultern straff und fit, denn sie kombiniert statische und dynamische Übungen.

LEVEL UP/VARIATION

Fühlst du dich bereit für eine neue Herausforderung? Dann führe die Übungen mit leichten Gewichten am Handgelenk durch.

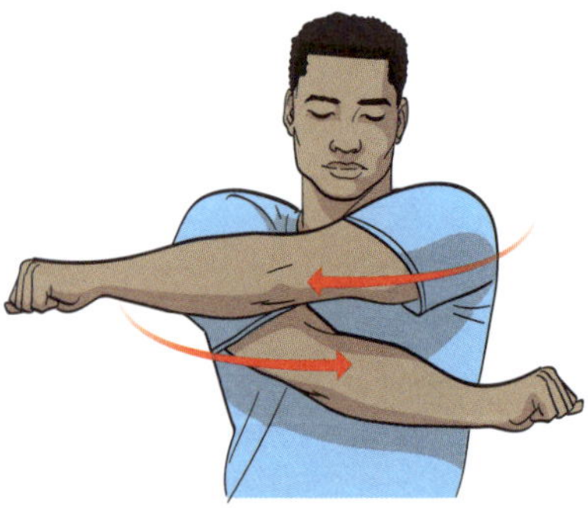

1 ARME KREUZEN (SEITE 80)
30 SEKUNDEN LANG
3 WIEDERHOLUNGEN

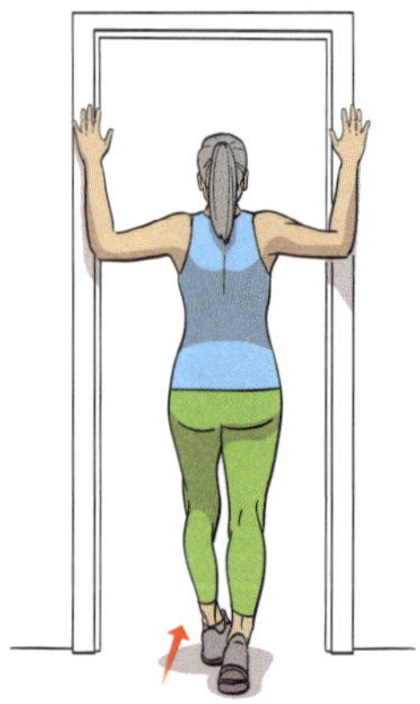

2 BRUST-STRETCH MIT TÜR (SEITE 86)
30 SEKUNDEN HALTEN
3 WIEDERHOLUNGEN

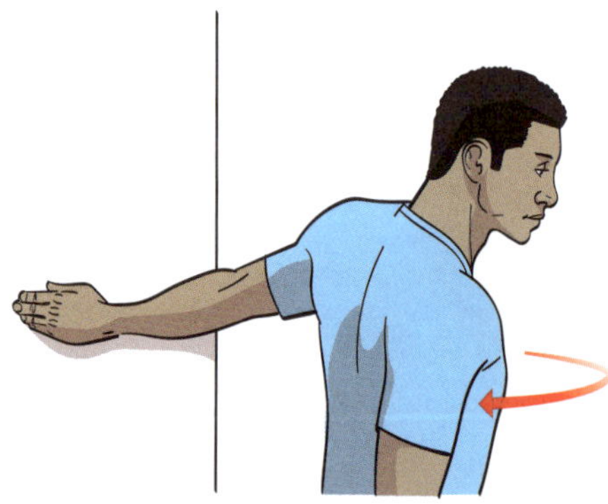

3 BIZEPS-STRETCH AN DER WAND (SEITE 88)
30 SEKUNDEN HALTEN
AUF JEDER SEITE
3 WIEDERHOLUNGEN

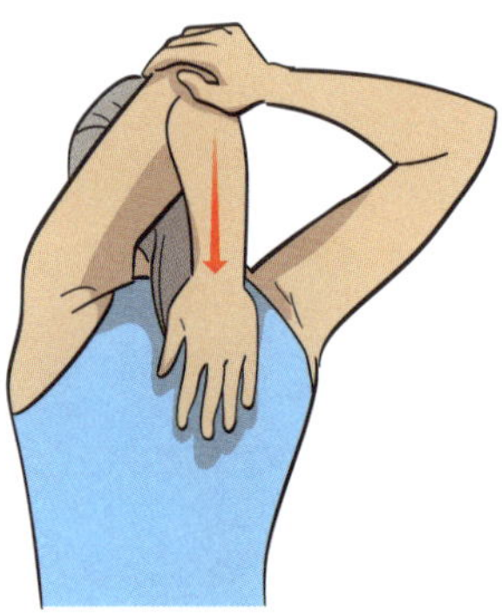

4 TRIZEPS-STRETCH (SEITE 90)
20 SEKUNDEN HALTEN
AUF JEDER SEITE
3 WIEDERHOLUNGEN

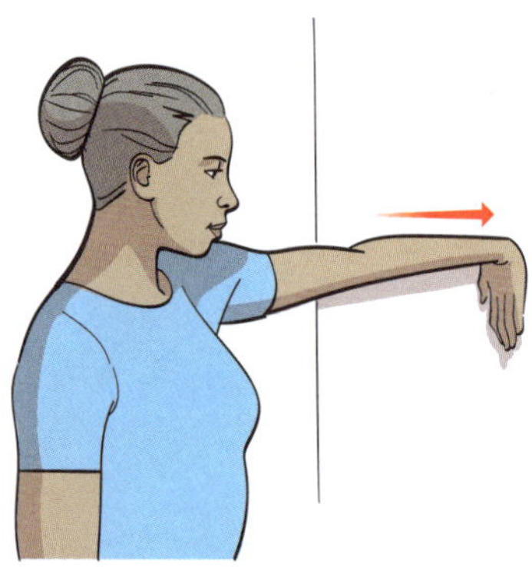

5 UNTERARM-STRETCH AN DER WAND (SEITE 96)
20 SEKUNDEN HALTEN
AUF JEDER SEITE
3 WIEDERHOLUNGEN

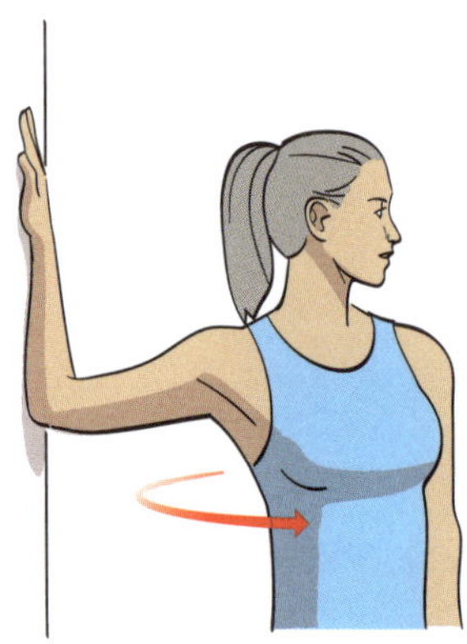

6 BRUSTÖFFNER AN DER WAND (SEITE 70)
20 SEKUNDEN HALTEN
AUF JEDER SEITE
3 WIEDERHOLUNGEN

BRUST

Zeitaufwand: 10 Minuten

VORTEILE

Mit dieser Sequenz öffnest du die Brust und verbesserst Atmung und Kreislauf.

LEVEL UP/VARIATION

Fordere dich heraus, indem du die Dehnungen für einen längeren Zeitraum ausführst, aber denk dran, ruhig weiter zu atmen.

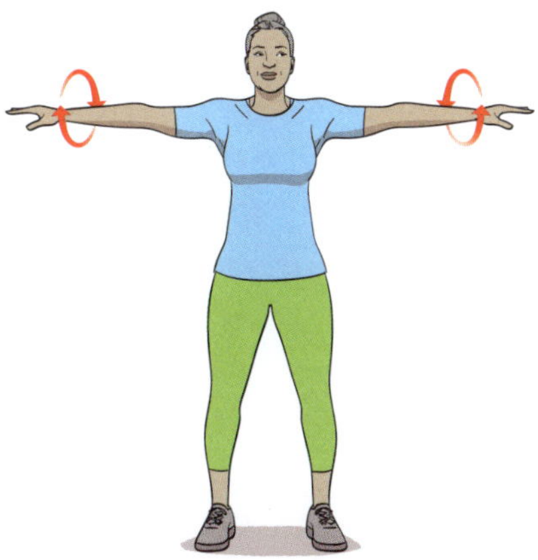

1 ARMKREISEN
(SEITE 68)
5 WIEDERHOLUNGEN IN JEDE RICHTUNG
3 SETS

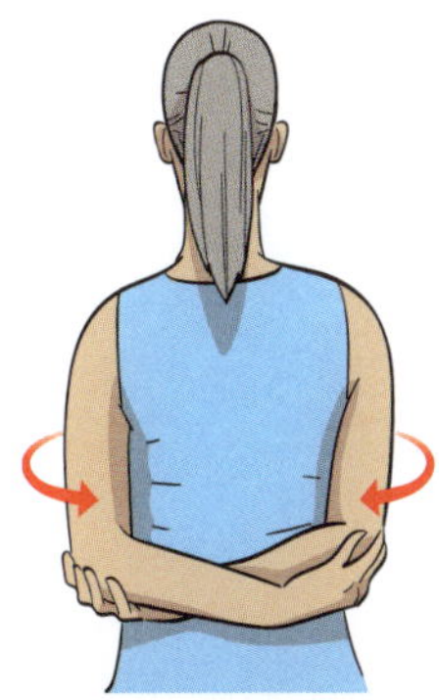

2 BRUST-STRETCH
(SEITE 64)
30 SEKUNDEN HALTEN
3 WIEDERHOLUNGEN

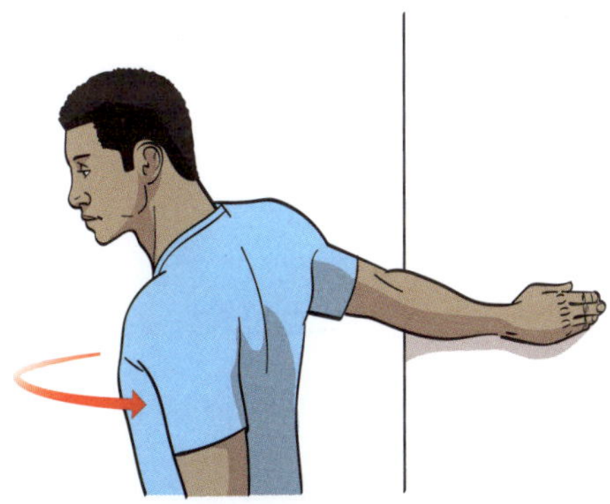

3 BIZEPS-STRETCH AN DER WAND
(SEITE 88)
30 SEKUNDEN HALTEN
AUF JEDER SEITE
3 WIEDERHOLUNGEN

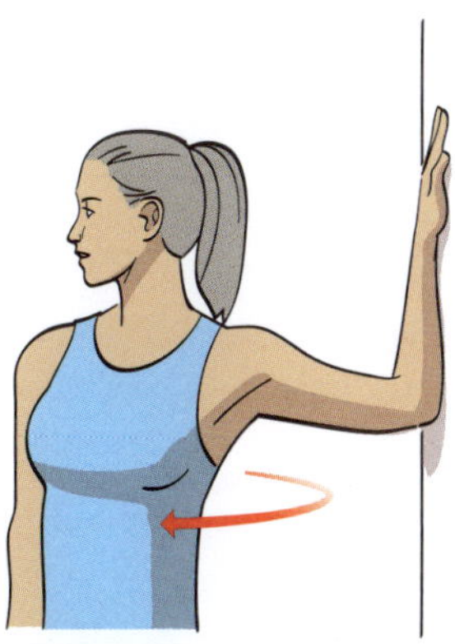

4 BRUSTÖFFNER AN DER WAND
(SEITE 70)
20 SEKUNDEN HALTEN
AUF JEDER SEITE
3 WIEDERHOLUNGEN

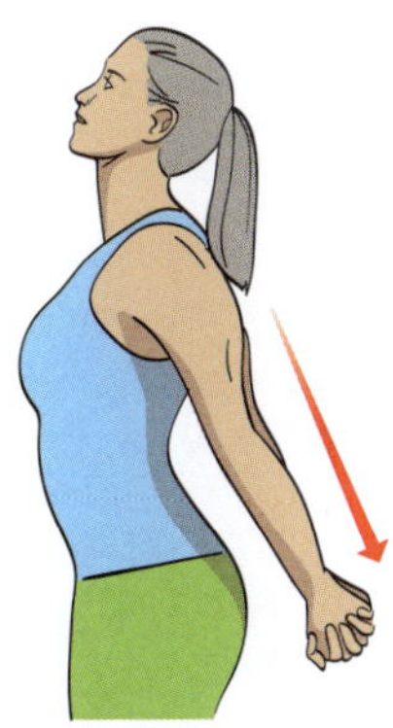

5 BRUSTÖFFNER MIT VERSCHRÄNKTEN HÄNDEN
(SEITE 76)
15 WIEDERHOLUNGEN
3 SETS

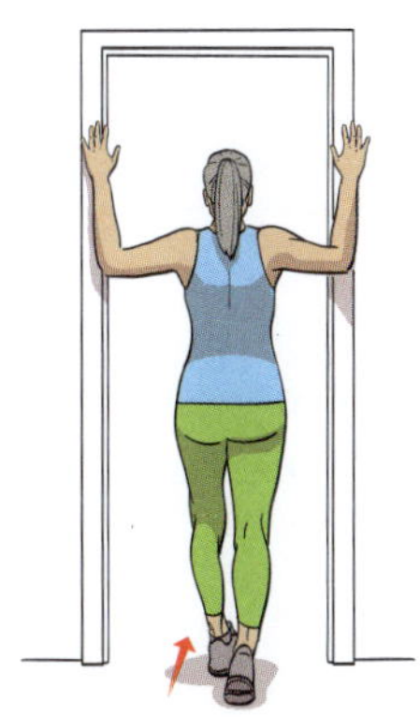

6 BRUST-STRETCH MIT TÜR
(SEITE 86)
30 SEKUNDEN
3 WIEDERHOLUNGEN

12.
KAPITEL

SPORTROUTINEN

Um dich auf deine liebste Sportart vorzubereiten, kannst du dich an diesen Routinen orientieren. So wärmst du die entsprechende Muskulatur auf, kräftigst sie und bist so stets einsatzbereit.

RADELN

Zeitaufwand: 10 bis 12 Minuten

VORTEILE

Straffe deine Arme und verlängere deine Gesäß-, Oberschenkel- und Wadenmuskulatur mit diesen Dehnübungen für Radler.

LEVEL UP/VARIATION

Gleiche muskuläre Dysbalancen im Oberkörper aus, indem du die Übung auf Seite 68 und deine liebsten Schulterdehnungen hinzufügst.

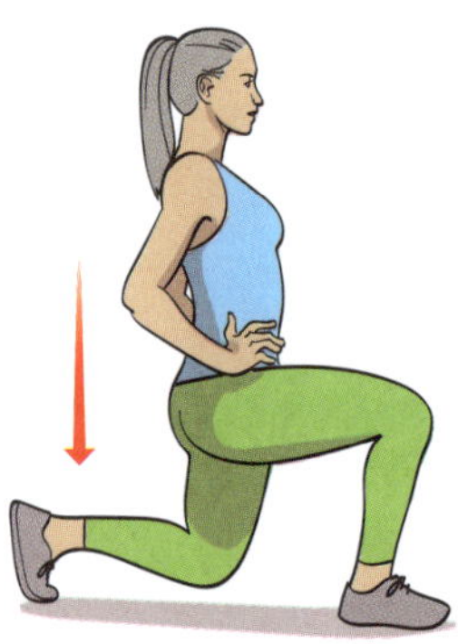

1 AUSFALLSCHRITT (SEITE 158)
AUF JEDER SEITE
5 WIEDERHOLUNGEN
3 SETS

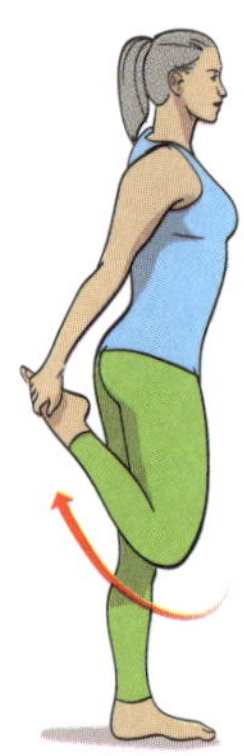

2 OBERSCHENKEL-STRETCH (SEITE 134)
15 SEKUNDEN
3 SETS

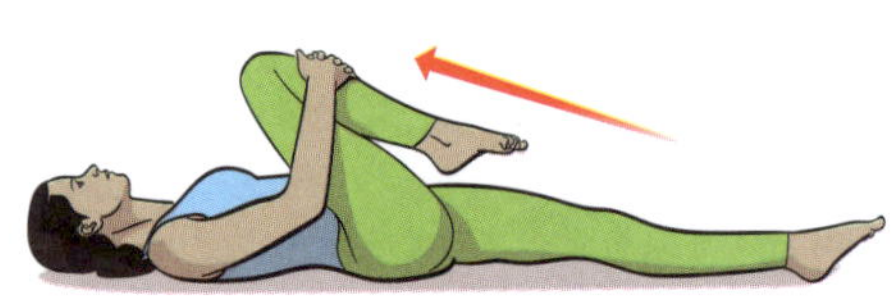

3 KNIE ZUR BRUST (SEITE 56)
15 SEKUNDEN HALTEN
AUF JEDER SEITE
3 WIEDERHOLUNGEN

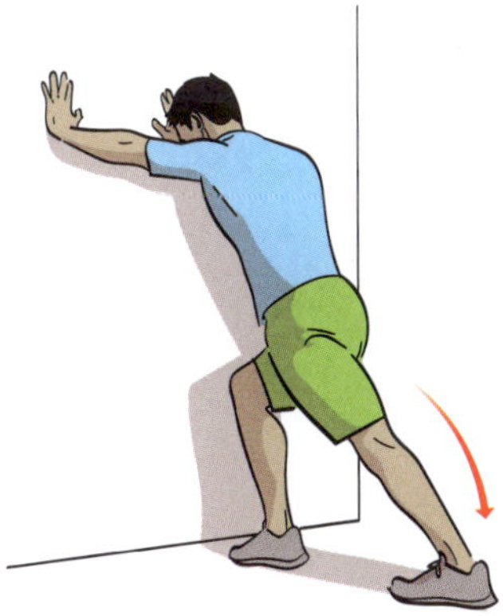

4 WADEN-STRETCH AN DER WAND
(SEITE 154)
20 SEKUNDEN HALTEN
3 WIEDERHOLUNGEN

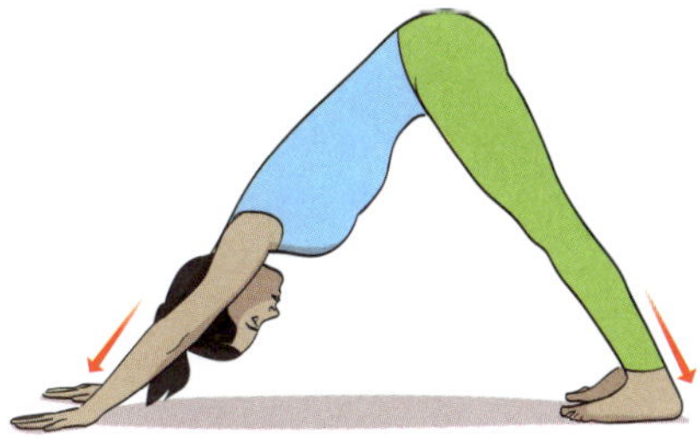

5 HERABSCHAUENDER HUND
(SEITE 152)
30 SEKUNDEN HALTEN
2 WIEDERHOLUNGEN

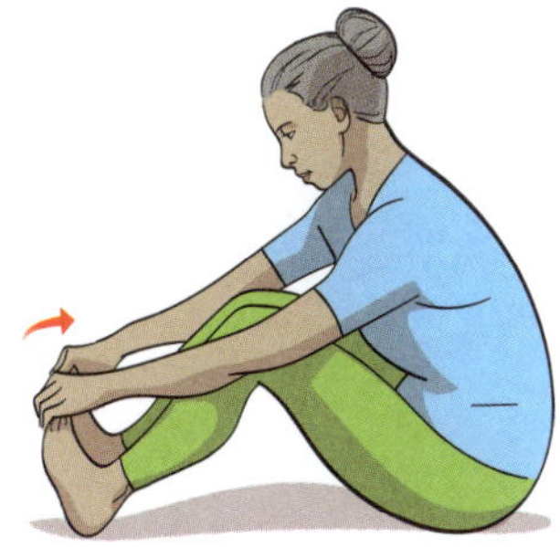

6 ACHILLES-STRETCH
(SEITE 156)
20 SEKUNDEN HALTEN
3 WIEDERHOLUNGEN

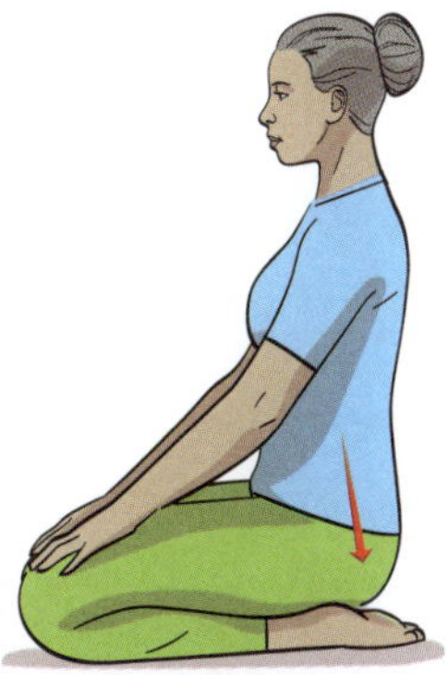

7 TIBIALIS-STRETCH
(SEITE 148)
30 SEKUNDEN HALTEN
3 WIEDERHOLUNGEN

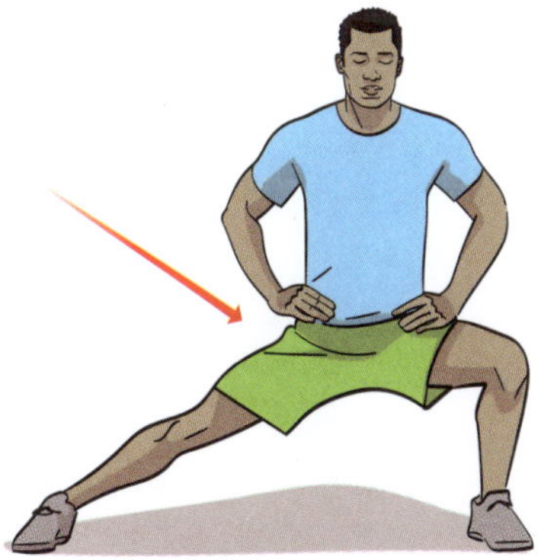

8 SEITLICHER AUSFALLSCHRITT
(SEITE 124)
30 SEKUNDEN HALTEN
3 SETS

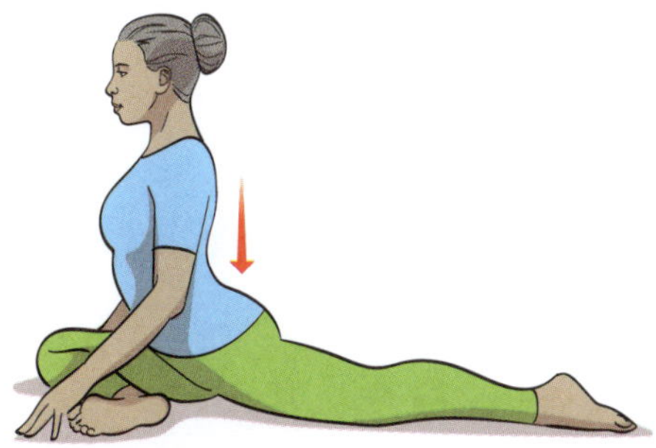

9 TAUBE
(SEITE 126)
20 SEKUNDEN HALTEN
AUF JEDER SEITE
2 WIEDERHOLUNGEN

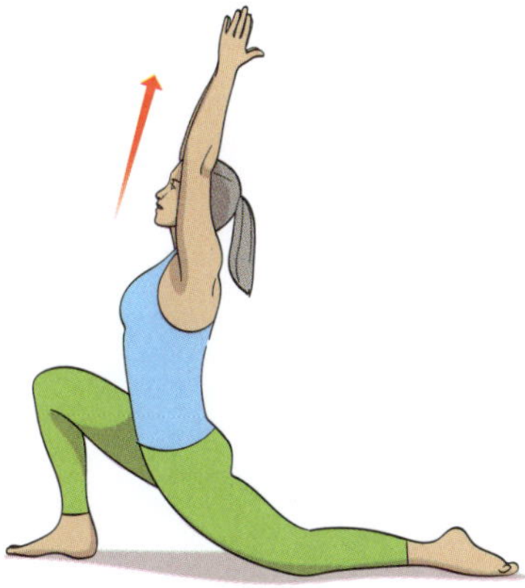

10 HALBMOND
(SEITE 128)
20 SEKUNDEN HALTEN
3 SETS

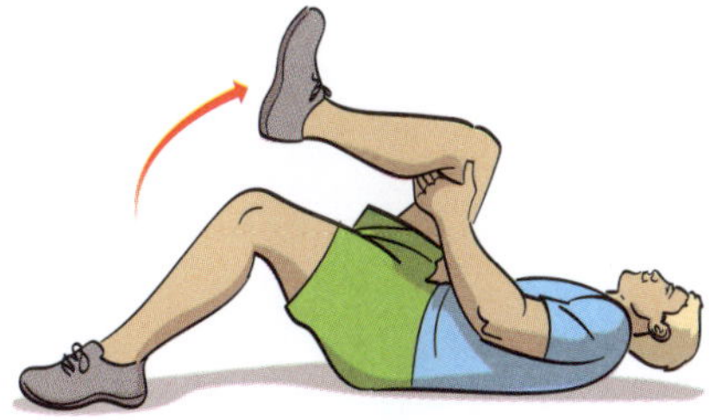

11 KNIEBEUGER-STRETCH
(SEITE 136)
20 SEKUNDEN HALTEN
AUF JEDER SEITE
3 WIEDERHOLUNGEN

JOGGEN/WALKEN

Zeitaufwand: 15 Minuten

VORTEILE

Mit dieser Routine, die sich vor allem auf die Beinmuskulatur konzentriert, machst du dich fit für deinen nächsten Lauf.

LEVEL UP/VARIATION

Du kannst Gewichte an den Knöcheln hinzufügen, wenn du dich ein wenig mehr herausfordern möchtest.

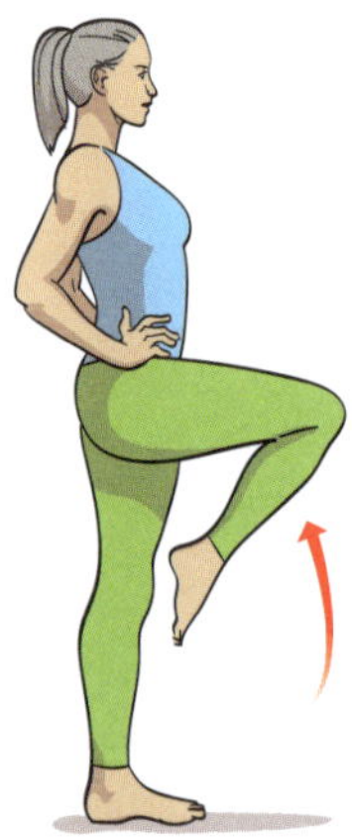

1 KNIEHEBELAUF
(SEITE 142)
AUF JEDER SEITE
10 WIEDERHOLUNGEN
3 SETS

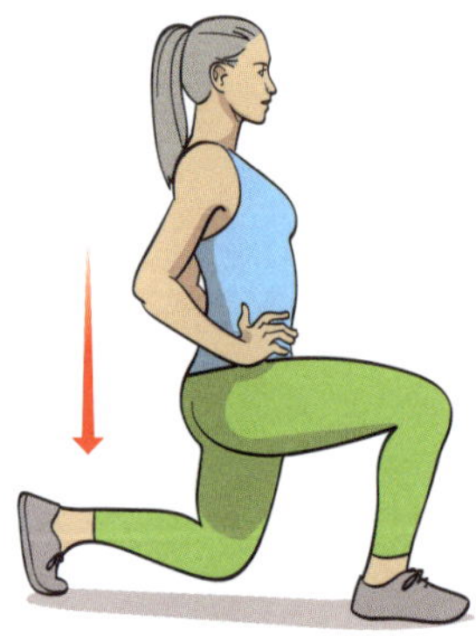

2 AUSFALLSCHRITT
(SEITE 158)
AUF JEDER SEITE
5 WIEDERHOLUNGEN
3 SETS

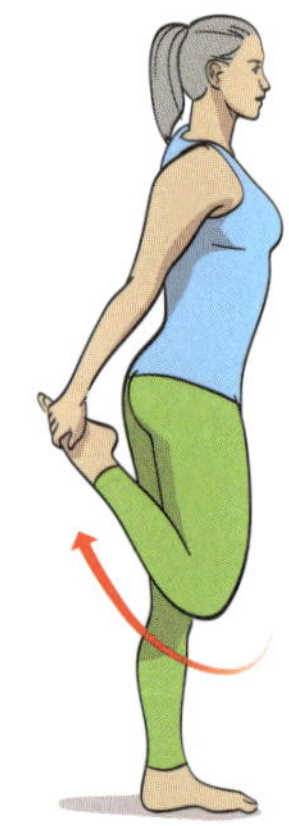

3 OBERSCHENKEL-STRETCH
(SEITE 134)
15 SEKUNDEN HALTEN
3 SETS

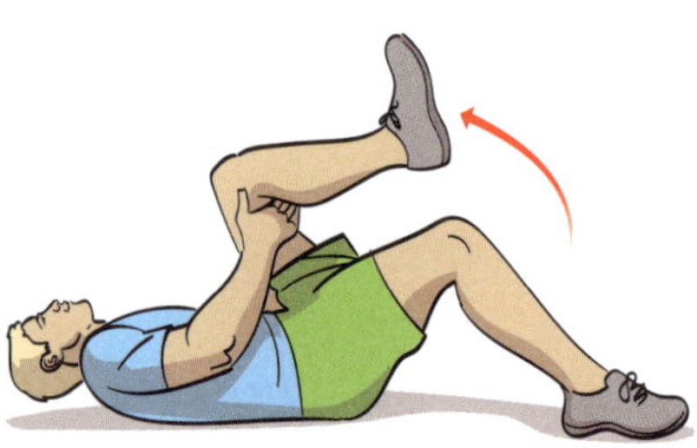

4 KNIEBEUGER-STRETCH
(SEITE 136)
20 SEKUNDEN HALTEN
3 SETS

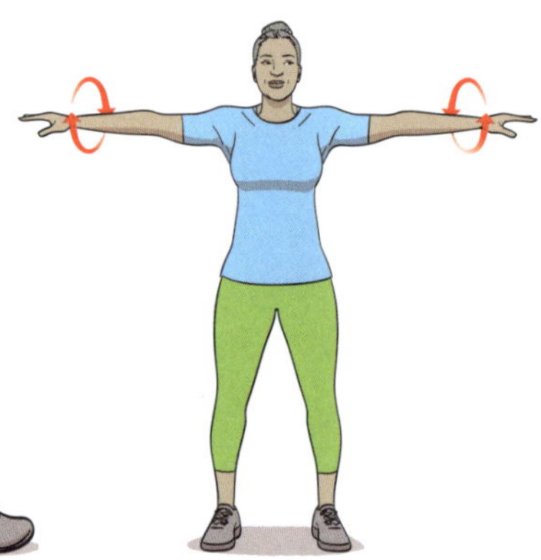

5 ARMKREISEN
(SEITE 68)
5 WIEDERHOLUNGEN IN JEDE RICHTUNG
3 SETS

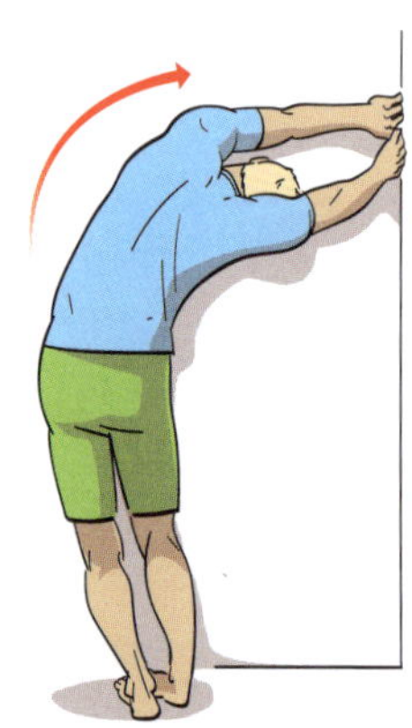

6 SEITLICHE DEHNUNG
(SEITE 46)
30 SEKUNDEN HALTEN
3 WIEDERHOLUNGEN

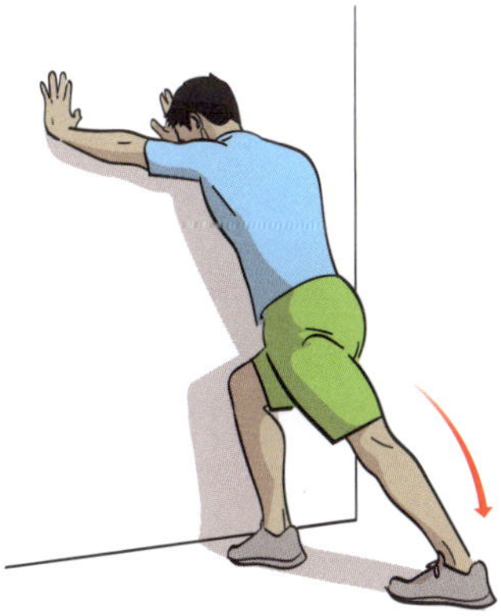

7 WADEN-STRETCH AN DER WAND (SEITE 154)
20 SEKUNDEN HALTEN
3 WIEDERHOLUNGEN

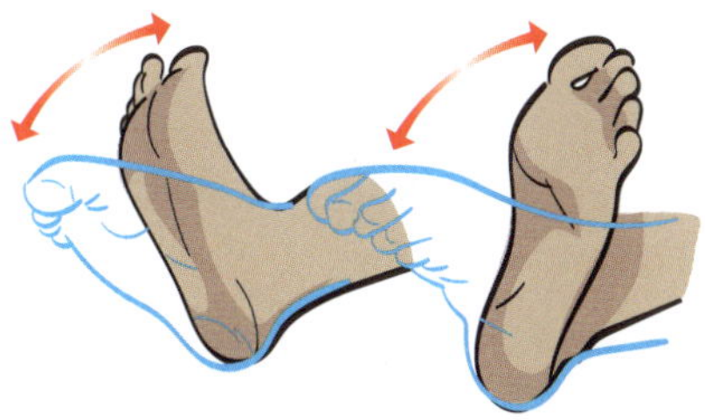

8 POINTE & FLEX (SEITE 146)
IN JEDE RICHTUNG
10 SEKUNDEN HALTEN
3 WIEDERHOLUNGEN

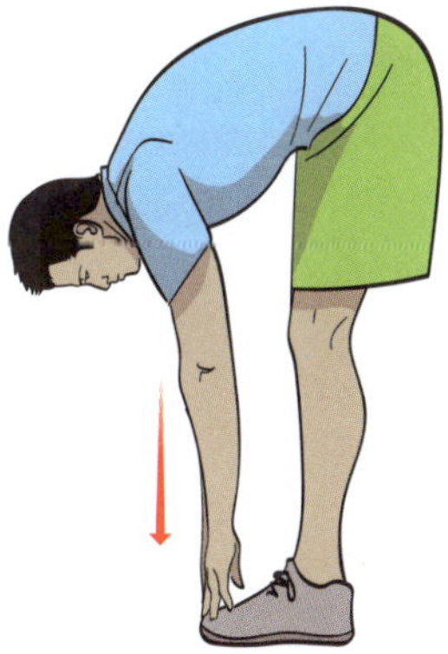

9 VORBEUGE STEHEND (SEITE 132)
10 SEKUNDEN HALTEN
3 SETS

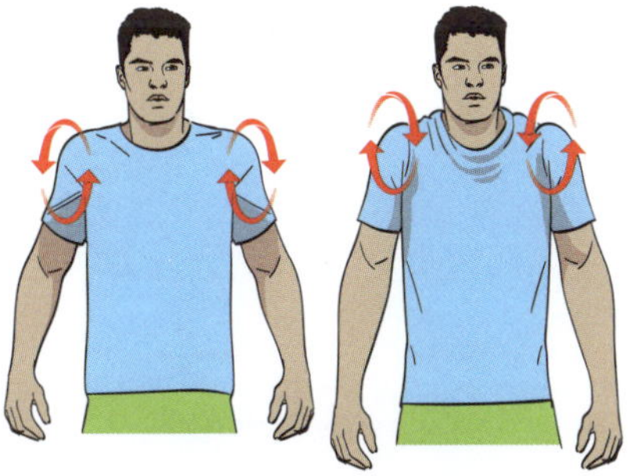

10 SCHULTERKREISEN (SEITE 84)
10 WIEDERHOLUNGEN IN JEDE RICHTUNG

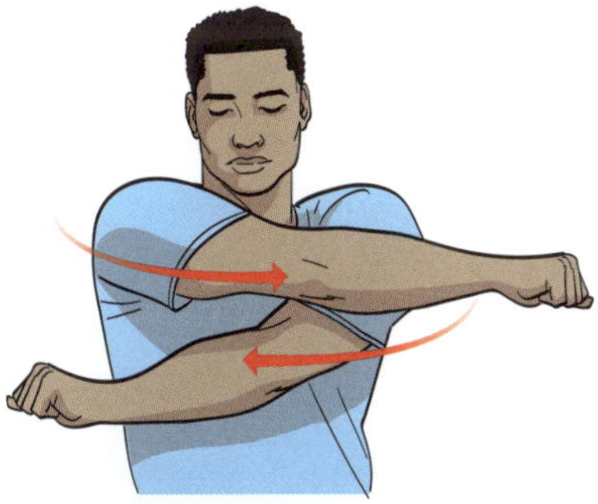

11 ARME KREUZEN (SEITE 80)
30 SEKUNDEN LANG
3 WIEDERHOLUNGEN

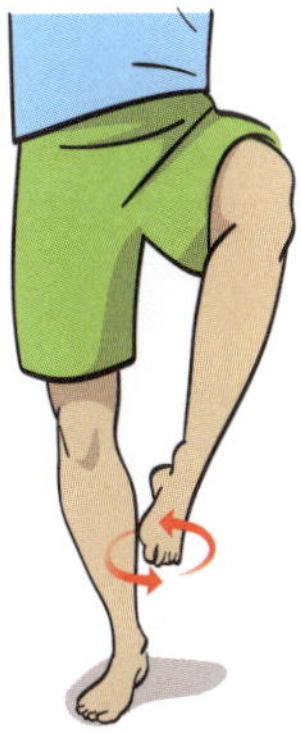

12 KNÖCHELKREISEN (SEITE 144)
AUF JEDER SEITE
5 WIEDERHOLUNGEN

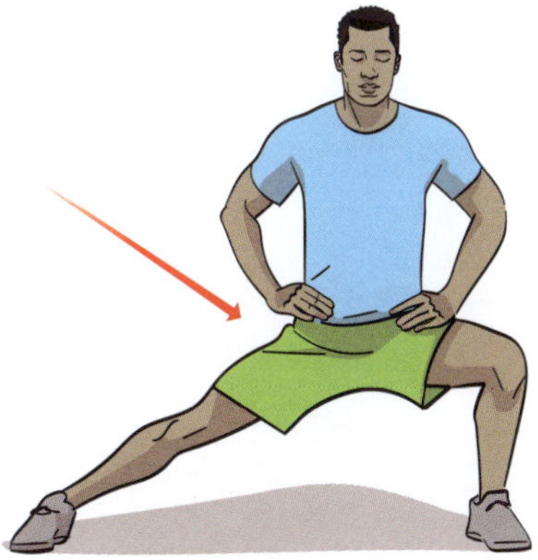

13 SEITLICHER AUSFALLSCHRITT (SEITE 124)
30 SEKUNDEN HALTEN
3 SETS

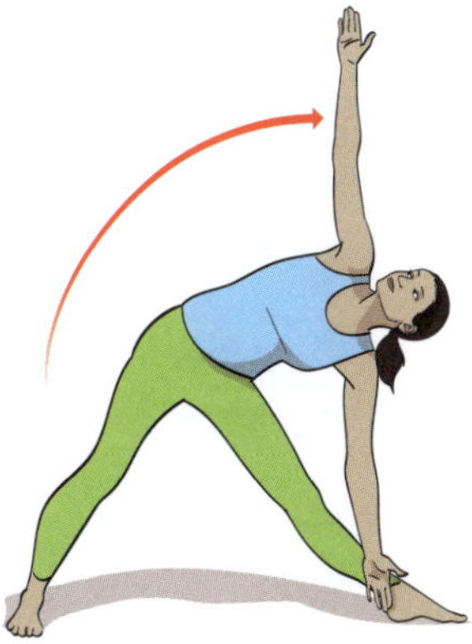

14 DREIECK (SEITE 120)
AUF JEDER SEITE
20 SEKUNDEN HALTEN
3 SETS

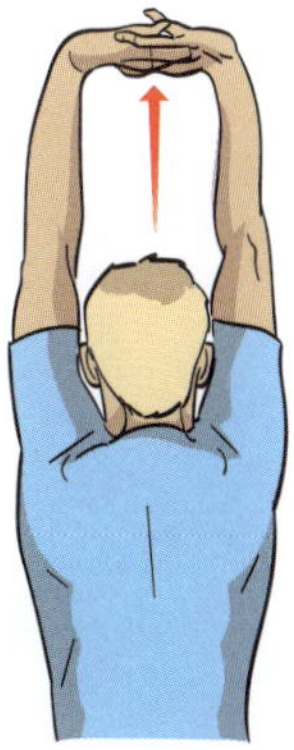

15 SCHULTERPRESSE (SEITE 78)
5 WIEDERHOLUNGEN

FAHREN

Zeitaufwand: 10 Minuten

VORTEILE

Es gibt kaum etwas Schlimmeres, als sich nach einer langen Autofahrt verkrampft und verspannt zu fühlen. Diese Routine macht dich wieder locker.

LEVEL UP/VARIATION

Du musst nicht bis zum Ende der Fahrt warten, um die Routine auszuführen. Halte zwischendurch an und führe einige dieser Übungen aus, um deine Beschwerden zu lindern.

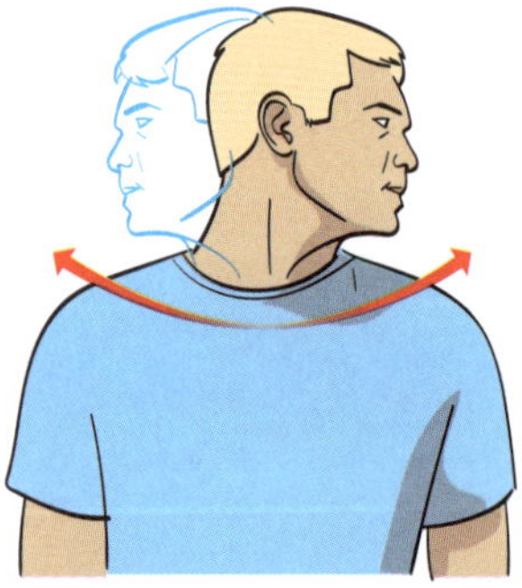

1 NACKENROTATION
(SEITE 36)
15 SEKUNDEN HALTEN
3 SETS

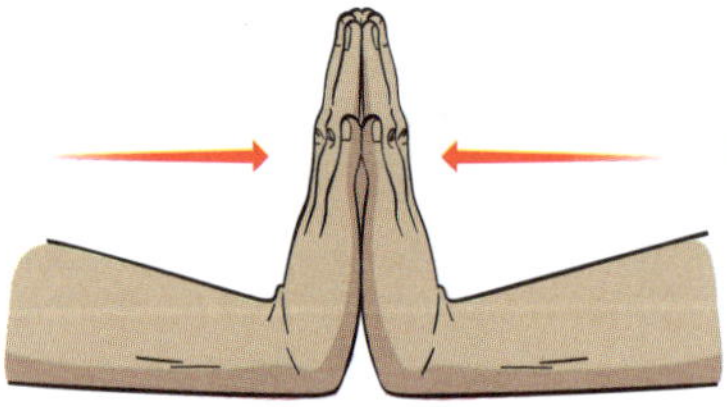

2 GEBETSHALTUNG
(SEITE 98)
30 SEKUNDEN HALTEN
3 WIEDERHOLUNGEN

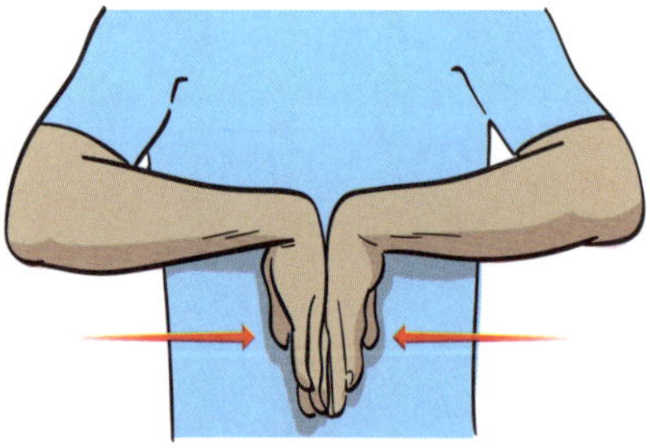

3 UMGEKEHRTE GEBETSHALTUNG
(SEITE 100)
20 SEKUNDEN HALTEN
3 WIEDERHOLUNGEN

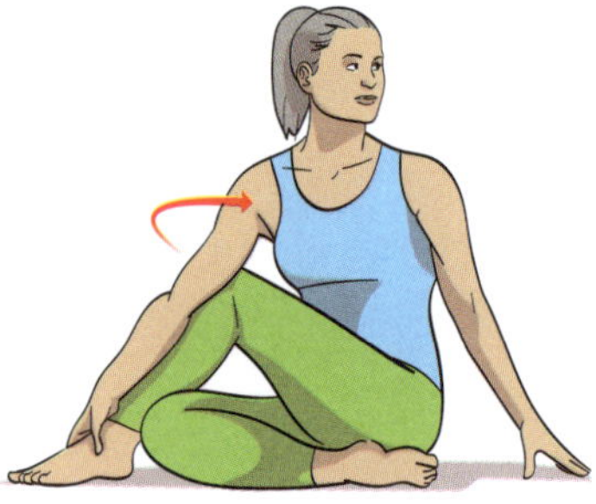

4 DREHSITZ
(SEITE 108)
20 SEKUNDEN HALTEN
AUF JEDER SEITE
3 WIEDERHOLUNGEN

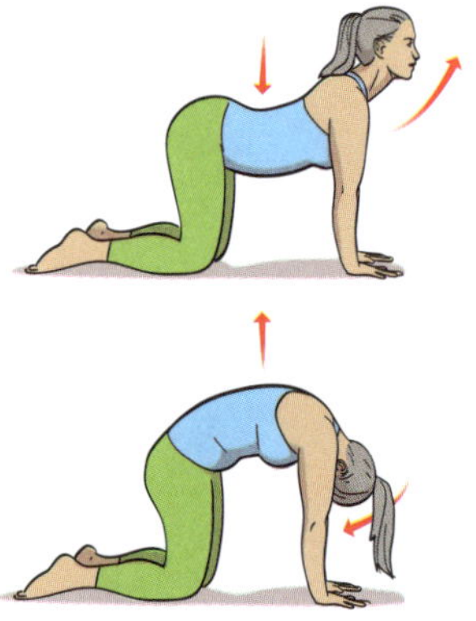

5 KATZE-KUH
(SEITE 44)
10 WIEDERHOLUNGEN

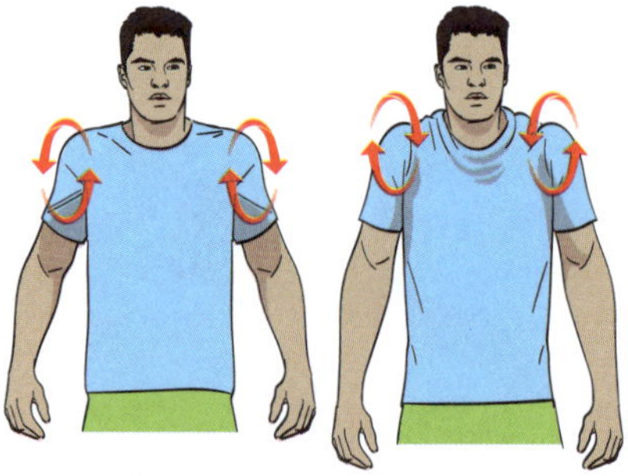

6 SCHULTERKREISEN
(SEITE 84)
10 WIEDERHOLUNGEN IN JEDE RICHTUNG

SCHWIMMEN

Zeitaufwand: 7 bis 10 Minuten

VORTEILE

Mit dieser Routine kannst du dich aufwärmen, bevor du deine Bahnen im Schwimmbecken ziehst.

LEVEL UP/VARIATION

Auch hier kannst du leichte Gewichte hinzufügen, um dich neben dem Dehnen auch etwas zu kräftigen.

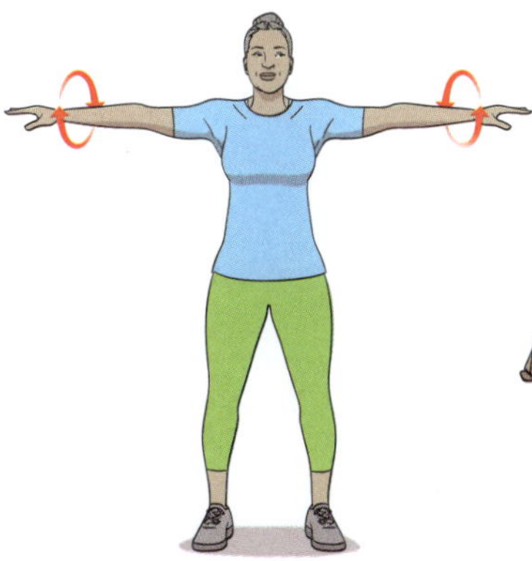

1 **ARMKREISEN**
(SEITE 68)
5 WIEDERHOLUNGEN IN JEDE RICHTUNG
3 SETS

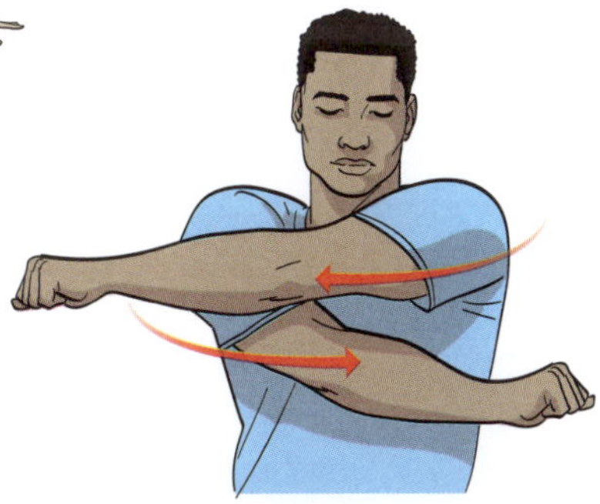

2 **ARME KREUZEN**
(SEITE 80)
30 SEKUNDEN LANG
3 WIEDERHOLUNGEN

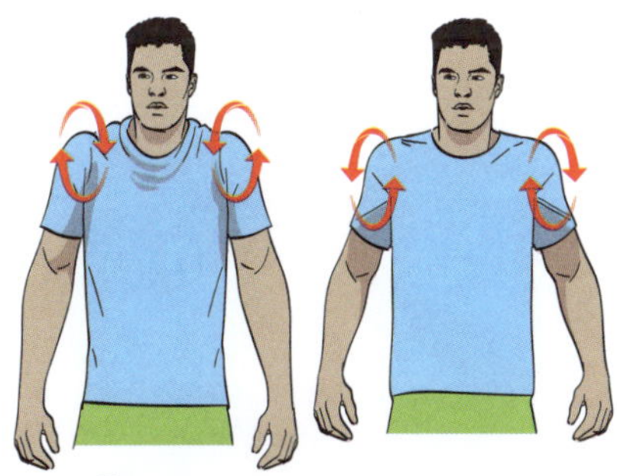

3 **SCHULTERKREISEN**
(SEITE 84)
10 WIEDERHOLUNGEN IN JEDE RICHTUNG

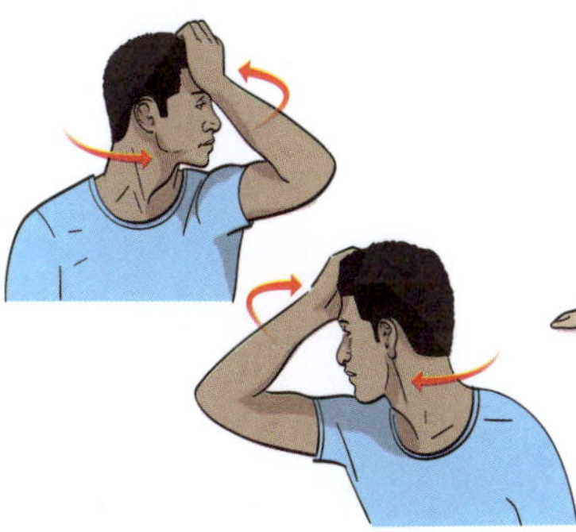

4 **NACKENROTATION MIT DER HAND**
(SEITE 38)
15 SEKUNDEN HALTEN
3 SETS

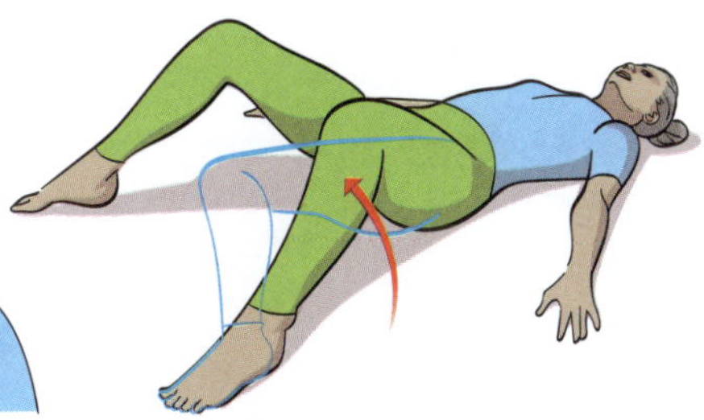

5 **INNENROTATION DER HÜFTE**
(SEITE 130)
AUF JEDER SEITE
10 WIEDERHOLUNGEN

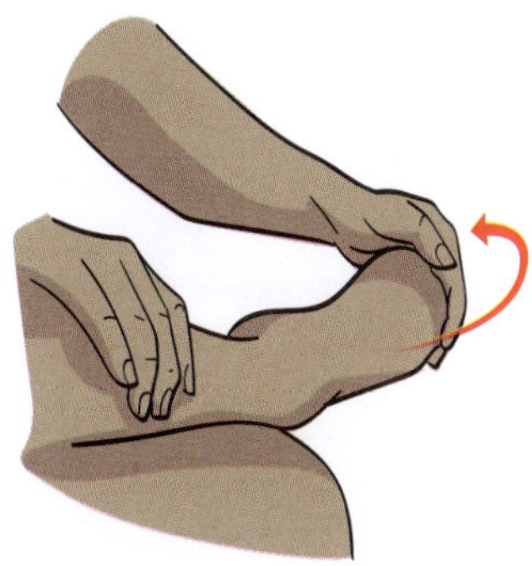

6 **SICHEL**
(SEITE 138)
15 SEKUNDEN HALTEN
AUF JEDER SEITE
3 WIEDERHOLUNGEN

TENNIS

Zeitaufwand: 10 Minuten

VORTEILE

Schnelle Reflexe erfordern flexible Gliedmaßen und eine stabile Bauchmuskulatur. Genau das erreichst du mit dieser Routine.

LEVEL UP/VARIATION

Um noch etwas Dynamik zu dieser Routine hinzuzufügen, kannst du auch noch die Übung auf Seite 142 ausführen.

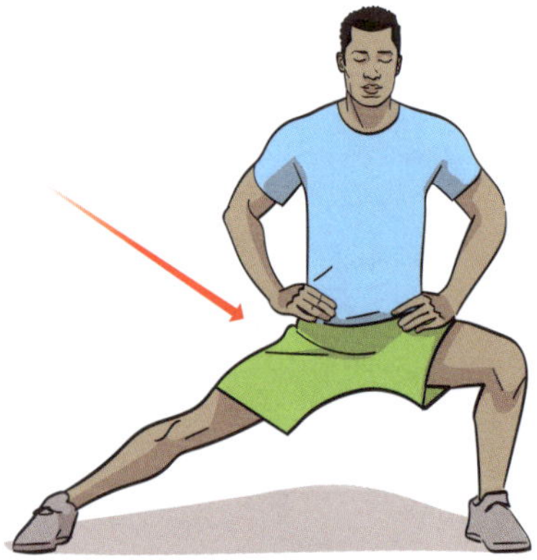

1 SEITLICHER AUSFALLSCHRITT (SEITE 124)
30 SEKUNDEN HALTEN
3 SETS

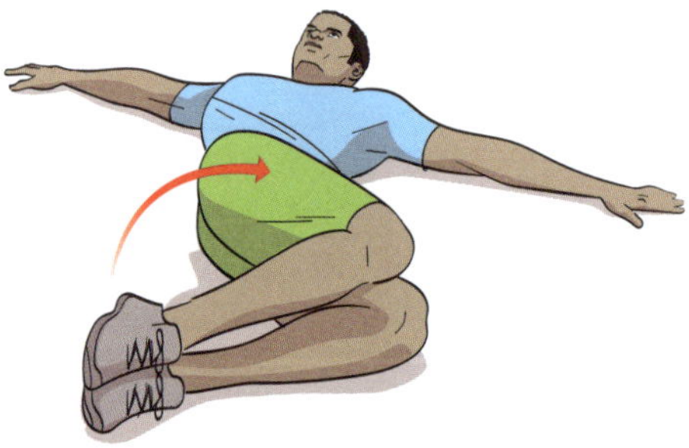

2 ROTATION DES UNTEREN RÜCKENS (SEITE 60)
30 SEKUNDEN HALTEN
3 SETS

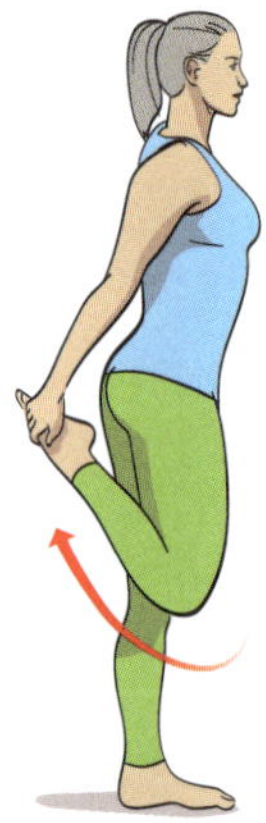

3 OBERSCHENKEL-STRETCH (SEITE 134)
15 SEKUNDEN HALTEN
3 SETS

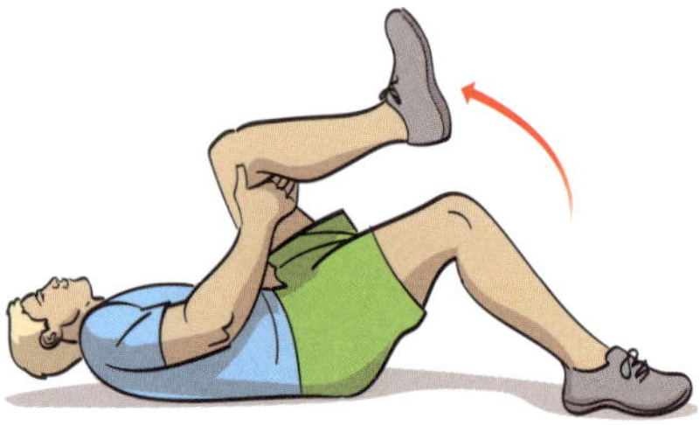

4 KNIEBEUGER-STRETCH (SEITE 136)
20 SEKUNDEN HALTEN
3 SETS AUF JEDER SEITE

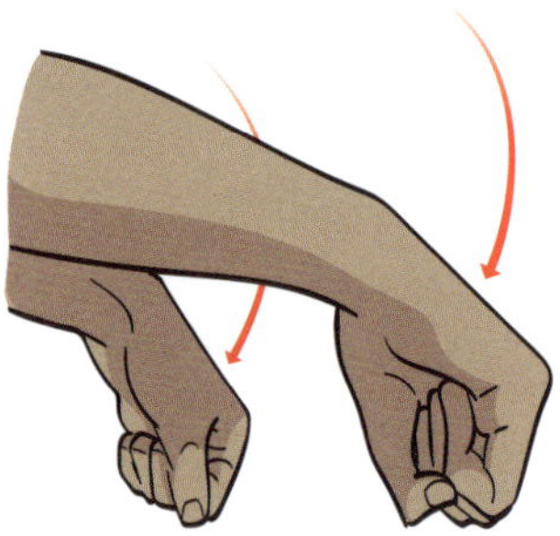

5 ROTATION DER FAUST (SEITE 104)
5 WIEDERHOLUNGEN IN JEDE RICHTUNG
3 SETS

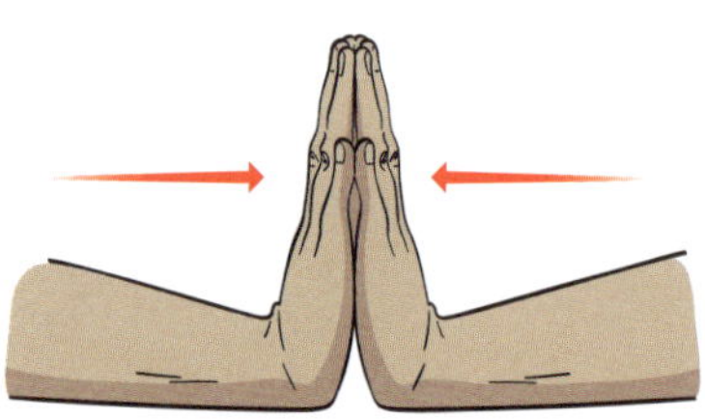

6 GEBETSHALTUNG (SEITE 98)
30 SEKUNDEN HALTEN
3 WIEDERHOLUNGEN

KRAFTTRAINING

Zeitaufwand: 12 bis 15 Minuten

VORTEILE

Diese Routine stabilisiert die Beine und den Bauch, während der Oberkörper gedehnt und gestrafft wird.

LEVEL UP/VARIATION

Für eine besonders intensive Öffnung der Hüfte kannst du noch einen Spagat hinzufügen (Seite 118), der deine Hüftbeweglichkeit erhöht.

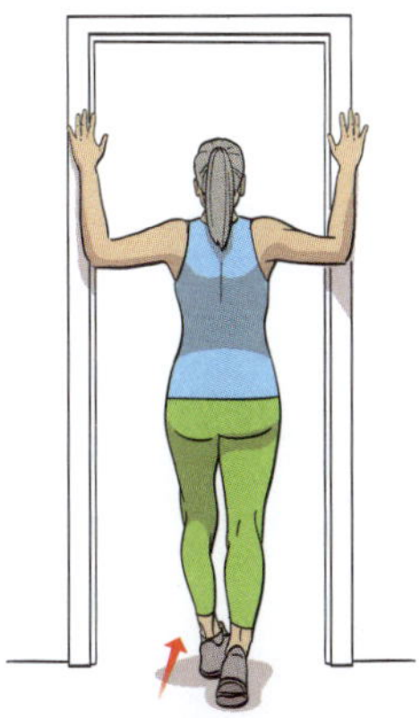

1 BRUST-STRETCH MIT TÜR (SEITE 86)
30 SEKUNDEN HALTEN
3 WIEDERHOLUNGEN

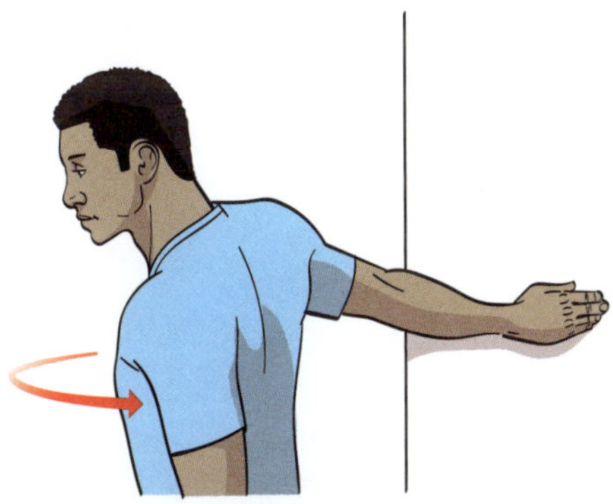

2 BIZEPS-STRETCH AN DER WAND (SEITE 88)
30 SEKUNDEN HALTEN
AUF JEDER SEITE
3 WIEDERHOLUNGEN

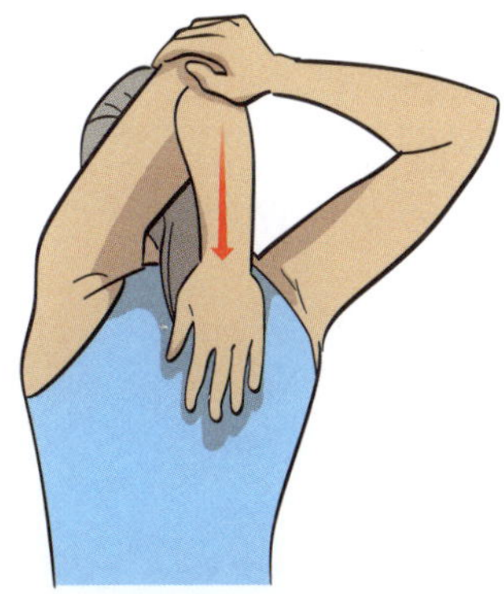

3 TRIZEPS-STRETCH (SEITE 90)
20 SEKUNDEN HALTEN
AUF JEDER SEITE
3 WIEDERHOLUNGEN

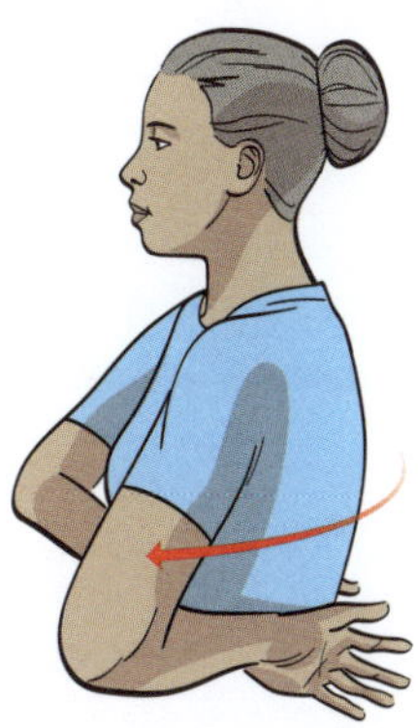

4 HYPEREXTENSION DER SCHULTER (SEITE 82)
30 SEKUNDEN HALTEN
3 WIEDERHOLUNGEN

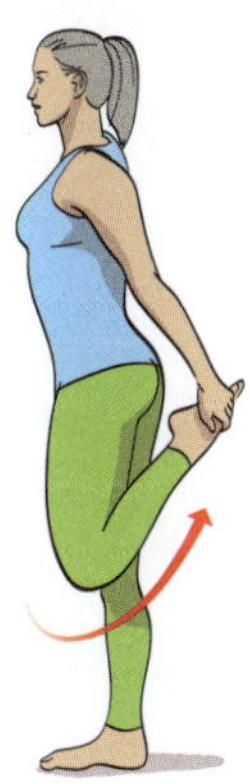

5 OBERSCHENKEL-STRETCH (SEITE 134)
15 SEKUNDEN HALTEN
3 SETS

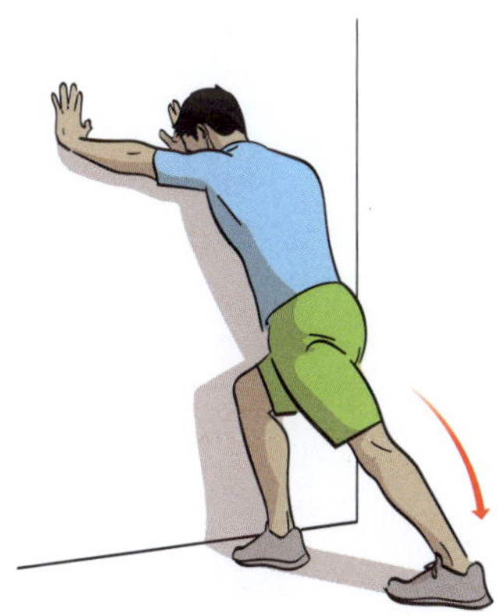

6 WADEN-STRETCH AN DER WAND (SEITE 154)
20 SEKUNDEN HALTEN
3 WIEDERHOLUNGEN

QUELLEN

Die folgenden Bücher, Organisationen und Websites sind vertrauenswürdige Quellen für weitere Informationen zu Stretching, Gesundheit und Fitness.

BÜCHER

Arming, Phil und Michael A. Martyn. *Stretching for Functional Flexibility*. Baltimore: Lippincott Williams & Wilkins, 2010.

Liebman, Hollis. *1,500 Stretches: The Complete Guide to Flexibility and Movement*. New York, Black Dog & Leventhal, 2017.

Matthews, Jessica. *Stretching to Stay Young: Simple Workouts to Keep You Flexible, Energized, and Pain Free*. Althea Press, 2016.

Nelson, Arnold G. und Jouko Kokkonen. *Stretching Anatomy*, 2nd ed. Chicago: Human Kinetics, 2014.

Albir, Guillermo Seijas. *Anatomy and 100 Essential Stretching Exercises*. Hauppauge, New York: Barrons Educational Series, 2015.

ORGANISATIONEN & WEBSITES

American College of Sports Medicine: ASCM.org

National Academy of Sports Medicine: NASM.org

National Strength and Conditioning Association: NSCA.com

United States Registry of Exercise Professionals: USreps.org

FUSSNOTEN

1. KAPITEL

1. Cho, Sung-Hak und Soo-Han Kim. „Immediate Effect of Stretching and Ultrasound on Hamstring Flexibility and Proprioception.“ *Journal of Physical Therapy Science*, Vol. 28, No. 6 (Juni 2016): 1806–1808. DOI: 10.1589/jpts.28.1806

2. Wong, Alexei und Arturo Figueroa. „Effects of Acute Stretching Exercise and Training on Heart Rate Variability: A Review“. *Journal of Strength and Conditioning Research* (Februar 2019). DOI: 10.1519/JSC.0000000000003084

3. Reddy, Ravi Shankar und Khalid A Alahmari. „Effect of Lower Extremity Stretching Exercises on Balance in Geriatric Population“. *International Journal of Health Sciences*, Vol. 10, No. 3 (Juli 2016): 389–395. PMCID: PMC5003582

4. Edeer, Ayse, Allison Licardo, Alanna Rooney, Danielle Freund, und Valerie Olson. „The Effects of Static Versus Dynamic Stretching on Average Power in The Young-Adult Athletic Population“. *MOJ Yoga and Physical Therapy*, Vol. 1, No. 1 (2016): 25–30. DOI: 1.10.15406/mojypt.2016.01.00006

5. Kim, Giwon, Hyangsun Kim, Woo K Kim, und Junesun Kim. „Effect of Stretching-Based Rehabilitation on Pain, Flexibility and Muscle Strength in Dancers with Hamstring Injury: A Single-Blind, Prospective, Randomized Clinical Trial“. *The Journal of Sports Medicine and Physical Fitness*, Vol. 58, No. 9 (Oktober 2017): 1287–1295. DOI: 10.23736/S0022-4707.17.07554-5

6. Dantas, Estélio H. M., Estevão Scudese, Rodrigo G. S. Vale, Gilmar W. Senna, Ana Paula de A. Albuquerque, Olívia Mafra, Fabiana R. Scartoni, Mario Cezar S. Conceição. „Flexibility Adaptations in Golf Players During a Whole Season“. *Journal of Exercise Physiology Online*, Vol. 21, No. 2 (April 2018): 193–201. https://www.researchgate.net/publication/324074773_Flexibility_Adaptations_in_Golf_Players_during_a_Whole_Season

INDEX

T

U

V

W

Z

DANK

Mein Dank gebührt meiner Familie, meinen Freunden und meinem Partner Eddy für ihre ermutigenden Worte, ihre Liebe und ihre Unterstützung. Dr. Phil Striano, mit Ihnen zu arbeiten hat mir großen Spaß gemacht. Danke, dass wir dieses Buch gemeinsam Wirklichkeit werden ließen.

Audra Avizienis, du wundervolle und großherzige Frau, vielen Dank für dein Engagement für dieses Werk. Und euch, Sean Moore bei Moseley Road und Callisto für die Gelegenheit, dieses Buch zu machen.

Möge die Energie und Liebe, die ich in dieses Buch gesteckt habe, in der Welt da draußen für persönliches Wachstum, Heilung und Selbstliebe sorgen.

Natasha Diamond-Walker

Seit 1994 habe ich das besondere Privileg, Tausende von Menschen aus vielen verschiedenen Lebensbereichen zu behandeln. Menschen zu heilen und ihnen zu helfen, in ihren Alltag zurückzufinden - von Großeltern, die mit ihren Enkelkindern spielen, über Sportler, die wieder auf das Spielfeld zurückkehren, bis hin zu Arbeitern, die ihren Job wieder ausüben können -, gibt mir unglaublich viel.

Ich möchte die Gelegenheit nutzen, meinen Eltern, Dr. Philip und Theresa Striano, dafür zu danken, dass sie mich all die Jahre bis an diesen Punkt meines Lebens begleitet haben. Papa, auch wenn unsere gemeinsame Zeit kurz war, wird die Hingabe für deinen Beruf, deine Patienten und deine Familie immer eine mich leitende Kraft sein. Auch meinen drei Schwestern Terri, Thomasina und Tara möchte ich für ihre Liebe und ihre Unterstützung danken.

Meine zwei Jungs Christian und Brandon, ihr beide erfüllt mein Leben mit Stolz und Freude – ich liebe euch beide von ganzem Herzen. Shelly und Stacy, danke euch für diese wundervollen Geschenke.

Meiner Co-Autorin Natasha Diamond-Walker danke ich für die vielen Beiträge zu diesem Buch. Es war ein Vergnügen, mit Ihnen zusammenzuarbeiten.

Schließlich danke ich der Redakteurin von Moseley Road, Audra Avizienis, ohne die dieses Buch nicht möglich gewesen wäre. Danke für Ihren Einblick, Ihre Anleitung und Ihre unerschütterliche Unterstützung bei diesem Projekt.

Philip Striano

ÜBER DIE AUTOREN

Natasha Diamond-Walker ist in Los Angeles geboren und aufgewachsen. Sie ist eine international anerkannte Tänzerin und Schauspielerin, die derzeit als Solistin mit der Martha Graham Dance Company in New York auftritt. Natasha hat bereits beim Fernsehen und Film sowie im Theater gearbeitet und ist oft live aufgetreten. Zusätzlich zu ihrer Tätigkeit in den Bereichen Kunst, Tanz, Gesundheit und Wellness hat sie ihre Leidenschaft fürs Schreiben entdeckt. Sie ist Alumna der Fordham University/Ailey School.

Philip Striano, DC ist Eigentümer der Hudson Rivertowns Chiropractic Health Care in Dobbs Ferry in New York. Er ist zertifizierter chiropraktischer Sportarzt und Spezialist für Sportverletzungen, Bewegung, Kraft und Kondition. Er hat einen Doktortitel in Chiropraktik vom New York Chiropractic College und wohnt seit seiner Geburt in Irvington, New York, heute zusammen mit seinen Söhnen Christian und Brandon.